Dirk Richter, Dorothea Sauter

Patiententötungen und Gewaltakte durch Pflegekräfte

Beweggründe, Hintergründe, Auswege

Die Autoren:

Dirk Richter, geb. 1962, Dr. phil., Krankenpfleger und Soziologe, Qualitätsbeauftragter in der Westf. Klinik für Psychiatrie und Psychotherapie Münster.

Dorothea Sauter, geb. 1961, Krankenschwester, Stellv. Leitende Pflegekraft der Westf. Klinik für Psychiatrie und Psychotherapie Münster, Stellv. Leiterin des Wohnverbundes an der Klinik.

Impressum

Hauptstr. 392, 65760 Eschborn

Titelgestaltung und Layout: con4m, Darmstadt
Satz: Henrich Medien GmbH
Druck: Druckerei Henrich, Frankfurt
ISBN 3-927944-21-1 DM 19,80

Vorwort

Patiententötungen durch Pflegepersonal und Gewalttaten gegenüber Patienten gehören sicherlich zu den unangenehmsten und dunkelsten Schattenseiten des Pflegeberufs. Gleichwohl muß man sich dieser schwierigen Thematik stellen, denn man kann für das eigene Arbeitsumfeld niemals vollkommen sicher sein, daß solche Taten nicht auch hier passieren können. Eine unserer Schwesterkliniken im Landschaftsverband Westfalen-Lippe, die Westfälische Klinik für Psychiatrie, Psychosomatik und Neurologie Gütersloh, war bekanntlich selbst von diesen Taten betroffen. Gerade deshalb war es uns wichtig, Hintergründe zu beschreiben und mögliche Auswege aufzuzeigen.

Vorab erscheinen uns zwei Hinweise wichtig für unsere Leserinnen und Leser. Die weitaus meisten der hier behandelten Themen haben ihre Bedeutung sowohl für Krankenhäuser als auch für Alten- und Pflegeheime. Auch aus Altenund Pflegeheimen sind Patiententötungen und Gewaltakte bekanntgeworden. Dennoch beziehen wir uns im folgenden zumeist eher auf Krankenhäuser, und zwar aus zwei Gründen. Zum einen haben die Autoren ihre beruflichen Erfahrungen ausschließlich in Kliniken gesammelt, zum zweiten existiert nur wenig relevante Literatur über Alten- und Pflegeheime, die wir hätten zu Rate ziehen können. Dies hat auch zur Folge, daß wir begrifflich nicht zwischen Patienten und Bewohnern bzw. Klienten unterscheiden und in der Regel den Terminus „Patient" gewählt haben.

Der andere Hinweis betrifft die geschlechterbezogene Schreibweise dieses Buches. Der Lesbarkeit halber haben wir uns für die männliche Form entschieden. Es ist mittlerweile üblich und deshalb beinahe überflüssig zu betonen, daß damit – soweit nicht explizit angegeben – immer auch die weibliche Form mitgemeint ist.

Auch ein so schmales Buch wie das vorliegende ist nicht allein durch die Niederschrift der Autoren entstanden. Dieses Buch basiert auf einer Abschlußarbeit, die Dorothea Sauter im Rahmen einer Weiterbildung zur Pflegedienstleitung an der Krankenpflegehochschule Agnes Karll des Deutschen Berufsverbandes für Pflegeberufe, Offenbach, vorgelegt hat. Die Erstellung dieser Arbeit wurde maßgeblich von Ulrike Villinger begleitet, wofür ihr an dieser Stelle sehr herzlich gedankt sei.

Zu danken haben wir weiterhin Priv.-Doz. Dr. med. Karl-H. Beine, Leitender Arzt der Westfälischen Klinik für Psychiatrie, Psychosomatik und Neurologie Gütersloh und Medizinische Fakultät der Universität Witten/Herdecke, für die Überlassung seiner Habilitationsschrift. Diese Arbeit enthält sowohl die erste umfassende Aufarbeitung von Patiententötungen wie auch die erste große Untersuchung der Einstellungen zur Sterbehilfe in Gesundheitsberufen im deutschsprachigen Raum.

Dzidra Neimanis und Doris Richter haben das gesamte Manuskript Korrektur gelesen und viele Tips und Hinweise gegeben. Hierfür sei ihnen ebenfalls herzlich gedankt.

Last, but not least möchte sich Dirk Richter bei Doris, Tim und Mona für die vielen mit Geduld ertragenen Wochenenden, Urlaubs- und Feiertage bedanken, die er am Schreibtisch verbracht hat.

Münster im Juli 1997 Dirk Richter, Dorothea Sauter

Inhalt

Seite

Einleitung

Welche Krankenschwester, welcher Krankenpfleger, welche Altenpflegekraft fühlt sich nicht betroffen und besorgt wegen der immer wiederkehrenden Meldungen über Tötungen von Patienten durch eigene Berufskolleginnen und -kollegen? Welche Pflegekraft läßt die durch die Medien nicht nur unterschwellig transportierte Botschaft, Schwestern und Pfleger seien eigentlich allesamt potentielle „Todesengel" wirklich unberührt?

In der Tat muß es stutzig machen, weshalb unter den Fällen, in denen Gewalt an wehrlosen Patienten bis zu deren Tod verübt wird, die Anzahl der bekanntgewordenen Beteiligungen von Pflegekräften so hoch ist und aus den anderen Berufsgruppen im Gesundheitswesen heraus vergleichsweise wenige dieser Taten bekannt werden. Es hat den Anschein, als seien die Angehörigen der Pflegeberufe besonders anfällig für Gewalttaten gegenüber Patienten.

Nachdenklich muß aber auch eine zweite Tatsache machen. Es gibt bislang nur wenige publizierte Versuche von Pflegekräften, die sich intensiv und systematisch mit der Thematik der Tötungsdelikte beschäftigen. Die Autoren der bislang erschienenen Literatur dazu kommen in erster Linie aus dem ärztlichen Bereich. Des weiteren bemühen sich vor allem Journalisten um diese Problematik.

Das vorliegende Buch ist ein Versuch, diese beschriebene Lücke zu füllen. Die Zielsetzung unseres schmalen Bandes ist zweierlei: Zum einen geht es um die Beleuchtung der Hintergründe der Gewalttaten. Unserer Ansicht nach muß in diesem Zusammenhang ein äußerst komplexes Zusammenspiel vielfältiger Faktoren berücksichtigt werden. Zum zweiten möchten wir zumindest ansatzweise einen Beitrag zur Sensibilisierung für diese schwierige Thematik und damit auch zur Prävention von Gewalt- und Tötungsakten gegenüber Patienten leisten.

Spätestens beim Schreiben einzelner Kapitel wurde deutlich, daß sich große Teile der Arbeit zumindest am Rande auch mit einer der schwierigsten Fragestellungen im Gesundheitswesen der westlichen Welt beschäftigen müssen, dem Komplex Sterbehilfe bzw. Euthanasie. Bekanntermaßen begründen viele der wegen Patiententötungen angeklagten Pflegekräfte ihre Motivation mit Sterbehilfe, nämlich die betroffenen Patienten von ihrem Leiden zu erlösen. Hinzu kommt ein weiterer Aspekt, der verschiedentlich in der Literatur auftaucht. Gemeint ist der mögliche Zusammenhang der Patiententötungen mit einem grundsätzlichen Einstellungswandel der Gesundheitsberufe zum Thema Euthanasie.

Die Einstellung gegenüber dieser Thematik hat sich in den vergangenen Jahrzehnten in vielen Gesundheitsberufen, und gerade in der Pflege, in Richtung auf die Schaffung der Möglichkeiten zur Sterbehilfe gewandelt, seien diese nun ärztlich assistierter Suizid oder gar weitergehende Maßnahmen. In den letzten Jahren sind im angloamerikanischen und australischen Raum mehrere Studien veröffentlicht worden, in deren Verlauf vornehmlich Pflegemitarbeiter befragt wurden, die mit dieser Thematik direkt in ihrem Alltag konfrontiert sind. Diese Studien signalisieren – mit einer Ausnahme (Davis et al. 1993) – überwiegend eine wachsende Zustimmung zu diesen Maßnahmen (Kuhse & Singer 1992; Kuhse & Singer 1993; Young et al. 1993; Stevens & Hassan 1994; Asch 1996). In der Tendenz gelten diese Ergebnisse, wie die erste große Untersuchung im deutschsprachigen Raum zeigt, auch hierzulande (Beine 1996). Auf den ersten Blick scheint es also durchaus eine Verbindung zwischen Einstellungswandel und Patiententötungen zu geben. Darüber hinaus kann in den letzten Jahrzehnten und vor allem in den letzten Jahren eine mehr oder weniger offene Entwertung des Alters in der öffentlichen Meinung registriert werden. Der demographische Wandel zu einer „älteren" Gesellschaft wird für viele der öffentlich diskutierten Probleme der sozialen Sicherung verantwortlich gemacht.

Unserer Ansicht nach werden beide Begründungen für die bekanntgewordenen Patiententötungen der Vielschichtigkeit der Problematik nicht gerecht. Zweifelsohne spielen sowohl die Sterbehilfe-Diskussion wie auch die als bedrohlich wahrgenommene Zunahme älterer Bevölkerungsgruppen eine Rolle. Wir möchten jedoch in dieser Arbeit die Aufmerksamkeit auf das Zusammenspiel von Persönlichkeitsfaktoren der Täter mit gesellschaftlichen, organisatorischen und berufsspezifischen Umfeldbedingungen lenken. Patiententötungen und auch die Gewaltakte gegenüber Patienten sind Ausdruck von *individueller* Hilflosigkeit und Überforderung. Demgegenüber spiegelt sich in der öffentlichen Sterbehilfe-Diskussion die weitverbreitete *gesellschaftliche* Hilflosigkeit im Umgang mit Schwerst- und Sterbenskranken wider.

Die in dieser Arbeit behandelten Serientötungen an wehr- und hilflosen Patienten müssen unseres Erachtens von allen Formen der Sterbehilfe unterschieden werden. Serientötungen mißachten gerade die wesentlichen Punkte der Sterbehilfe, nämlich die Einbeziehung des Willens der betroffenen Patienten oder deren Angehörigen bzw. eine differenzierte Abwägung der Argumente für oder gegen den Einsatz den Tod unterstützender oder die Nicht-Anwendung lebensverlängernder Maßnahmen. Sterbehilfe – wohlverstanden im Sinne des Patienten – zeichnet sich durch nachvollziehbare Begründungen und Abstimmungsprozesse mit dem Patienten und/oder seinen Angehörigen aus. Wie Studien zu dieser Thematik im Abstand mehrerer Jahre wiederholt festgestellt haben, werden diese Regeln auch unter den liberalen niederländischen Sterbehilfebedingungen nahezu vollständig eingehalten (van der Maas, van Delden & Pijnenborg 1992; van der Maas et al. 1996). Es macht eben einen entscheidenden Unterschied, ob ein Hausarzt einem ihm lange anvertrauten Patienten auf eigenen Wunsch hin, nach einem differenzierten Abwägungsprozeß beim Sterben hilft oder ob eine Pflegekraft einen Patienten tötet, den sie – wie in den meisten Fällen – erst wenige Tage kennt und mit dem sie nie über diesen Themenkomplex gesprochen hat.

Viel mehr als mit der Sterbehilfe-Problematik sehen wir die Serientötungen im Zusammenhang mit einem anderen Phänomen der Gesundheitssorge, nämlich mit der Gewalt an Patienten. Ebenso wie im Falle der Serientötungen spielen auch bei der Gewalt gegenüber Patienten Faktoren wie Überforderung und Hilflosigkeit eine zentrale Rolle (Hartdegen 1996). Man kann die Serientötungen durchaus als eine ins Extreme gesteigerte Form der Gewalt ansehen. Aus diesem Grund haben wir die Thematik der Gewalt gegenüber Patienten an verschiedenen Stellen dieser Arbeit integriert. Gleichwohl liegt der Schwerpunkt auf den Tötungsdelikten.

Zu Beginn unserer Arbeit werden wir die Tötungs- und Gewaltdelikte durch Pflegepersonal kurz beschreiben und dabei einige Taten exemplarisch näher darstellen. Aus der anschließenden Beschreibung der Täter geht unsere These über die Entstehung der Taten hervor. Das Hauptargument liegt dabei auf der Überlegung, daß verletzte und verletzliche (vulnerable) Perönlichkeiten mit den jeweiligen Umfeldbedingungen im Gesundheitswesen nicht oder nur unzureichend überein*„passen"*.

Mit dieser These sollen die Taten keineswegs in irgendeiner Form entschuldigt werden. Die Täter sind nicht Opfer eines nicht-optimalen Umfeldes, das sie zwingend zu den Serientötungen und Gewalttaten getrieben hätte. Es sind niemals „die Verhältnisse" allein, die aus Menschen Täter machen, dazwischen liegt in jedem Fall eine Entscheidung, so zu handeln, wie gehandelt wurde. Und diese Entscheidung liegt im Ermessen der betreffenden Person, obwohl sie natürlich durch Umfeldbedingungen beeinflußt wird. Andererseits ist es wenig hilfreich, die Täter zu dämonisieren, als könnten diese Taten ausschließlich vor dem Hintergrund des jeweiligen psychischen Zustandes erklärt werden. Uns geht es genau darum, die Verschränkung von Psyche und Umfeld zu untersuchen.

Aus diesen Gründen bezeichnen wir die Taten mit Todesfolge auch durchgehend als Tötungen. Ob sie nun gerichtlich als Mord (der Heimtücke voraussetzt), als Totschlag oder als Köperverletzung mit Todesfolge eingestuft worden sind, ist für uns nachrangig.

Die folgenden größeren Kapitel beschäftigen sich dann mit den gesellschaftlichen, organisatorischen und berufsspezifischen Umfeldbedingungen des Gesundheitswesens und der hier zu behandelnden Taten. Die Beschreibung des

Umfeldes wird relativ umfassend ausgeführt, damit die Rahmenbedingungen analysiert werden können, die Gewalt fördern oder zulassen. An dieser Stelle wird dann deutlich, daß die Entstehung einer individuellen Überforderungssituation eines Pflegedienst-Mitarbeiters in aller Regel nicht ausschließlich auf dessen Mangel an persönlichen Bewältigungsstrategien zurückzuführen ist. Auch im Hinblick auf die Vorbeugung ist eine Umfeld-Analyse wichtig, da die Persönlichkeitsfaktoren von außen kaum zu beeinflussen sind. Vor allem organisatorische und berufspolitische Randbedingungen sind jedoch disponibel und veränderbar. Im letzten Kapitel versuchen wir daher, einige Hinweise für die Vorbeugung von Gewalt- und Tötungsdelikten in diesen Bereichen zu geben.

Viele der in den nachfolgenden Kapiteln beschriebenen Themenbereiche sind extrem heikel. Wer beschäftigt sich schon gerne mit Problemzonen der eigenen Berufsgruppe und des eigenen Arbeitsfeldes, die so belastend sind wie Patiententötungen durch Berufskollegen? Uns ist klar, daß auf den folgenden Seiten ohne Zweifel auch unangenehme Aspekte des eigenen Arbeitsfeldes angesprochen werden und daß es zu einzelnen Fragen sicherlich andere Beobachtungen, Meinungen und Einstellungen gibt als die hier niedergeschriebenen.

Weiterhin ist uns vollkommen klar, daß wir die einzelnen Probleme im Rahmen dieser Arbeit nicht erschöpfend behandeln können. Jeder der folgenden großen Themenkomplexe, etwa die gesellschaftlichen und die organisatorischen Umfeldbedingungen der Taten, könnte vermutlich nicht einmal innerhalb einer mehrhundertseitigen Monographie abschließend abgehandelt werden. Von daher erheben wir keinen Anspruch auf Vollständigkeit. Wir würden uns wünschen, wenn im Kontext pflegewissenschaftlicher Studien der eine oder andere wichtige Fragenkomplex unserer Arbeit vertiefend untersucht würde.

Literatur:

Asch, David A.: The role of critical care nurses in euthanasia and assisted suicide. New England Journal of Medicine, Band 334 (1996), S. 1374-1379.

Beine, Karl-H.: Krankentötungen in Kliniken und Heimen und die Einstellung der Mitarbeiter in den Gesundheitsberufen zur aktiven Sterbehilfe. Habilitationschrift, Medizinische Fakultät, Universität Witten/Herdecke 1996.

Davis, A. J. et al.: International perspective of active euthanasia. International Journal of Nursing Studies, Band 30 (1993), S. 301-310.

Hartdegen, Karsten: Aggression und Gewalt in der Pflege. Stuttgart: G. Fischer 1996.

Kuhse, Helga & Peter Singer: Euthanasia: A survey of nurses" attitudes and practices. Australian Nurses" Journal, Band 21 (1992), S. 21-22.

Kuhse, Helga & Peter Singer: Voluntary euthanasia and the nurse: an Australian survey. International Journal of Nursing Studies, Band 30 (1993), S. 311-322.

Maas, P. J. van der, J. J. M. van Delden & L. Pijnenborg: Euthanasia and other Medical Decisions concerning the End of Life. An investigation performed upon the request of the Commission of Inquiry into the Medical Practice concerning Euthanasia. Amsterdam: Elsevier 1992.

Maas, Paul J. van der, Gerrit van der Wal, Ilinka Haverkate et al.: Euthanasia, physician-assisted suicide, and other medical practices concerning the end of life in the Netherlands, 1990-1995. New England Journal of Medicine, Band 335 (1996), S. 1699-1705.

Stevens, Christine A. & Riaz Hassan: Nurses and the management of death, dying and euthanasia. Medicine and Law, Band 13 (1994), S. 541-554.

Young, Anne, Deborah Volker, Paula T. Rieger & Deborah M. Thorpe: Oncology nurses' attitudes regarding voluntary, physician-assisted dying for competent, terminally ill patients. Oncology Nursing Forum, Band 20 (1993), S. 445-451.

Kapitel 1

Problemaufriß

Tötungen durch Pflegepersonal

Tötungen von alten und kranken Menschen in Heimen und Kliniken durch Pflegepersonal werden seit Mitte der 70er Jahre immer wieder bekannt, sie erfahren allerdings ein sehr unterschiedliches Medienecho. Im deutschsprachigen Raum wurden von den Massenmedien insbesondere 1986 der Fall Michaela R. in Wuppertal und 1989 die Fälle der vier Pflegehelferinnen in Wien-Lainz sehr breit aufgegriffen. Daß diese bei weitem nicht die einzigen Fälle sind, belegt der Psychiater Karl-Heinz Beine in der wohl bisher umfangreichsten Recherche zum Thema Krankentötungen in Kliniken und Heimen (Beine 1996). Beine beschreibt 27 Fälle aus verschiedenen Ländern, bei denen den Tätern insgesamt 212 Tötungen nachgewiesen wurden. In sechs Fällen waren Ärzte die Täter, die bei zwischen einem und drei Opfern „aktive Sterbehilfe" praktizierten. In den übrigen 21 Fällen waren Pflegedienstmitarbeiter die Täter, die Anzahl der Opfer pro Fall lag zwischen eins und 50. Die im deutschsprachigen Raum bekanntgewordenen Fälle sollen kurz dargestellt werden (vgl. auch Dürwald 1993, Maisch 1996).

Wuppertal I: 1973 wurde der damals 43jährige Krankenpfleger Rudi Z. verhaftet und wegen vier versuchter und zwei vollendeter Morde verurteilt. Er hatte 23 Jahre Berufstätigkeit in insgesamt 27 Arbeitsstellen hinter sich. 1971 war er als Heimleiter eines Altenheimes mit 80 Plätzen tätig. Dort meldete eine Altenpflegeschülerin den Verdacht an den Träger, Z. würde Bewohner mißhandeln und töten. Er wurde fristlos entlassen, und es wurde Strafanzeige erstattet. Das Verfahren wurde mangels Beweisen eingestellt. Erst als dieselbe Altenpflegeschülerin nach zwei Jahren erneut Strafanzeige stellt, wird das Verfahren neu aufgerollt, zumal Z. zwischenzeitlich in zwei Krankenhäusern negativ aufgefallen war.

Rudi Z. war an seinen letzten Arbeitsstellen durch enormen Einsatz, Fachkompetenz und Organisationsgeschick aufgefallen, jeweils kurze Zeit später aber auch durch grobes Verhalten und extrem autoritätes und herrschaftliches Gebaren. Er verstand es, seine Umgebung einzuschüchtern und so seine Machtposition auszuweiten. Er fühlte sich als Herr über Leben und Tod. Neben Mißhandlungen und Tötungen durch Injektionen unterschlug Z. Gelder und Betäubungsmittel.

Die psychiatrischen Gutachter sprechen bei Rudi Z. von neurotisch-psychopatischer Persönlichkeitsstruktur und einem extremen Geltungsdrang bei völlig mangelhafter Selbsteinschätzung und fehlender Gemütstiefe. In mehreren seiner Arbeitszeugnisse wird Z. als qualifizierter und engagierter Mitarbeiter gelobt. (Beine 1996, Dießenbacher & Schüller 1993)

Rheinfelden: Auf der Intensivstation des neu erbauten Kreiskrankenhauses in Rheinfelden bei Freiburg waren zwischen Inbetriebnahme am 15.10. und dem 21.12.1975 20 Patienten verstorben, einige davon sehr überraschend. Allein vom 17.12. bis zum 20.12. starben sieben Patienten. Die hohe Zahl überraschender Todesfälle sorgte für Unruhe und begründete den Verdacht auf unnatürliche Todesursachen. Als am 20.12. auffiel, daß viele der sterbenden Patienten Anzeichen einer Digitalisüberdosierung aufwiesen, wurden Ermittlungen eingeleitet. Der daraufhin verhaftete 25jährige Krankenpfleger Reinhard B. gestand, ohne ärztliche Anweisung Lanitop, Kompetin, sowie Valium i.v. verabreicht zu haben. Mit diesen Medikamentengaben habe er den Patienten in akuten Krisen weiterhelfen wollen, er habe keine Tötungsabsicht gehabt. Nach Würdigung der Ermittlungsergebnisse und der Gutachten teilte das Gericht diese Einschätzung.

Die psychiatrischen Gutachten beschrieben Reinhard B. als schizoide Persönlichkeit mit ausgeprägten zwanghaften Anteilen und einer hirnorganisch bedingten Leistungsbeeinträchtigung. Als schizoider Mensch schwankte er zwischen Minderwertigkeitsgefühl und Selbstüberschätzung. Ihm fiel schwer, zwischen innerem Erleben und der Umwelt zu unterscheiden. Für emotional fordernde Situationen fehlten Verarbeitungsmöglichkeiten. Diese Schwächen wollte B. durch überhöhte Leistungsanforderungen an sich selbst kompensieren. Seiner Tätigkeit auf der Intensivstation war B. weder fachlich noch menschlich gewachsen. Während der „Startschwierigkeiten" der neuen Intensivstation waren seine fachliche und emotionale Inkompetenz jedoch nicht aufgefallen.

Reinhard B. wurde 1981 wegen siebenfacher Körperverletzung mit Todesfolge zu einer siebenjährigen Freiheitsstrafe verurteilt und erhielt Berufsverbot (Beine 1996).

Wuppertal II: Michaela R., 27 Jahre alt, Stationsleiterin und Fachkrankenschwester auf der operativen Intensivstation des St. Petrus Krankenhauses der Kliniken St. Antonius in Wuppertal, wurde am 13.02.1986 unter Mordverdacht verhaftet. Sie gestand, bei einigen Patienten durch i.v.-Gabe von Catapresan und Kaliumchlorid „Sterbehilfe" geleistet zu haben. Sie wollte Leiden verkürzen und unwürdige lebensverlängernde Maßnahmen verhindern. Die erste Tötung sei im Januar 1984 erfolgt.

Die häufigen Todesfälle zu R.s Dienstzeiten waren im Kollengenkreis aufgefallen, R. erhielt den Beinamen „Todesengel". Im September 1985 gaben zwei Pfleger der Station ihren – nach längerer Beobachtung sehr begründeten – Verdacht gegen R. an den Oberarzt weiter. Die darauf informierte Chefärztin verwarf den Verdacht aber als absurd, unterstellte den Pflegern verleumderisches Handeln und ordnete „Stillschweigen" an. Erst nach mindestens einem weiteren Todesfall veranlaßte der Oberarzt eine Blutuntersuchung, die zur Tataufdeckung führte.

Im Laufe des Prozesses kam eine Fülle von Mißständen auf der Intensivstation zu Tage. So lebte die Chefärztin einen ausgeprägten Hierarchiestil, der jegliche Mitarbeiterpartizipation unterband und oft als schikanös erlebt wurde. Zwischen den Chefärzten unterschiedlicher Disziplinen herrschte ein heftiger Streit über Anordnungs- und Behandlungsbefugnisse, der die Mitarbeiter sehr verunsicherte. In der Folge traten erhebliche Mängel in der medizinischen Patientenversorgung auf. Die Arbeitsstimmung war schlecht, die personelle und die apparative Ausstattung der Station waren unzureichend, die Dokumentation war lückenhaft.

Michaela R., seit 1978 auf der Station tätig, galt als offen, fröhlich, couragiert, einsatzfreudig und kompetent. Sie zeigte stets den unbedingten Willen, allen an sie gestellten Erwartungen gerecht zu werden. Sie erwarb das besondere Vertrauen und die Freundschaft der Chefärztin, die ihrerseits den Verantwortungsbereich R.s ständig ausweitete. Im Laufe der Zeit kam es aufgrund von R.s Sonderstellung bei der dominierenden Chefärztin zu Spannungen im Team; R. geriet zunehmend in die Isolation. Im Privatleben war R. nicht in der Lage, tragfähige Beziehungen aufzubauen. Sie veränderte sich, wurde unausgeglichen, mürrisch und launisch. In dieser Zeit entstand der Impuls zum Töten.

Die psychiatrischen Gutachten bescheinigten bei Michaela R. eine ausgeprägte Helfersyndromproblematik, mangelnden Selbstwert und eine Unfähigkeit, reife zwischenmenschliche Beziehungen zu gestalten. Am 11.9.1989 wurde R. wegen siebenfachem Totschlag, einem versuchten Totschlag und einer fahrlässigen Tötung zu 11 Jahren Freiheitsstrafe verurteilt. Ein Berufsverbot wurde nicht erteilt, da sich die Taten laut Gericht im wesentlichen „aus einer Verkettung unglücklicher Umstände erklärten". (Beine 1996, Mauz 1989, Gibiec 1990).

Wien: Am 7.4.1989 wurden in Wien vier Stationsgehilfinnen unter Mordverdacht verhaftet. Sie waren alle auf Station D der ersten medizinischen Abteilung im 1300-Betten-Krankenhaus Lainz bei Wien tätig. Vorausgegangen war eine Strafanzeige durch den Chefarzt wegen Verdacht auf unverordnete Medikamenten- und Insulinvergabe. Dieser Verdacht bestand seit ca. einem Jahr.

Die Hauptbelastete, die 30jährige Waltraud W., gestand 39 Morde, die sie aber später teilweise widerrief. Sie tötete zum ersten Mal 1983 einen Kranken mit einer Überdosis Schlafmittel. Zuvor hatte sie im Kollegenkreis kontroverse Diskussionen über Sterbehilfe geführt. W.s Taten wiederholten sich, und bald fielen die gehäuften Sterbefälle während ihrer Dienstzeiten auf. Sie erhielt den Spitznamen „Hexe". W. erzählte ihren Kolleginnen Irene L. (27 J.), Maria G. (26 J.), und Stefanie M. (49 J.) von den Taten und gewann sie als Mittäterinnen. Die vier Pflegehelferinnen sprachen teilweise untereinander ab, wer als nächstes getötet werden soll. Im Laufe der Zeit wurden die Tötungstechniken gewechselt, irgendwann wurde die Technik der „Mundpflege" (Ausdruck der Täterinnen) entwickelt: Mit einem Spatel wurde auf den Zungengrund gedrückt und gleichzeitig Wasser eingeflößt. Das Wasser wurde aspiriert, und die Betroffenen starben nach einem oft stundenlangen Kampf einen Erstickungstod. Es handelt sich dabei um eine nur schwer nachzuweisende Tötungsmethode (Missliwetz & Reiter 1995). Die genaue Anzahl der Opfer konnte nicht ermittelt werden. Vermutlich lag sie sehr hoch, insgesamt gab es 400 ungeklärte Todesfälle auf der Station D.

Als Motiv gaben alle vier Täterinnen an, sie hätten die Patienten vom Leiden erlösen wollen. Waltraud W. räumte aber auch ein, daß ihr das Töten im Laufe der Zeit zur Gewohnheit geworden sei. Es wurden auch nicht ausschließlich „sehr leidende" Patienten getötet, sondern auch diejenigen, die als besonders anstrengend, arbeitsintensiv oder sonstwie „lästig" erlebt wurden.

Alle vier Täterinnen galten als tüchtige Pflegehelferinnen. Waltraud W. wurde als engagiert und lebenslustig beschrieben, Irene L. als unauffällig, pflichtbewußt und beliebt, Maria G. und Stefanie M. als ordentlich, doch eher zurückgezogen. M. sei manchmal etwas grob zu den Patienten gewesen. Alle vier waren langjährig auf der Station D tätig. Häufig arbeiteten sie alleinverantwortlich, d.h. es war keine examinierte Pflegekraft im Dienst. So übernahmen sie auch sämtliche Aufgaben von examiniertem Pflegepersonal.

Die Station D hatte 29 Betten, war aber meistens überbelegt. Sogenannte „Gangbetten" waren gängige Praxis. Station D war die größte Station der Abteilung, mit den kränksten Patienten und den höchsten Aufnahmezahlen. Der Anteil an ungelernten Kräften im Pflegedienst war sehr hoch. Eine vom Bürgermeister der Stadt Wien bestellte Expertenkommission stellte weitere gravierende Mängel fest. So eine unzureichende Stellenbemessung, mangelnde Qualifizierung der Pflegedienstmitarbeiter aller Hierarchieebenen, schlechte Kooperation zwischen Pflegedienst und ärztlichem Dienst und mangelnde Präsenz des ärztlichen Dienstes. Ebenfalls angeprangert wurde in dem Bericht die „Massierung" schwerstkranker Patienten auf der Station D.

In den Prozessen wurde die Arbeitssituation der Täterinnen wenig gewürdigt. Zur Überprüfung der Schuldfähigkeit wurden Gutachten veranlaßt. Bei allen wurde volle Schuldfähigkeit bejaht. Am 29.3.1991 wurden Waltraud W. und Irene L. zu lebenslanger, Maria G. zu 15jähriger und Stefanie M. zu 20jähriger Freiheitsstrafe verurteilt. (Beine 1996, Bericht der internationalen Expertenkommission im Auftrag der Stadt Wien 1989, Friedrichsen 1989/91)

Gütersloh: Am 19.12.1990 gestand der Krankenpfleger Wolfgang L., 33 Jahre, auf der internistischen Station der Westfälischen Klinik für Psychiatrie, Psychosomatik und Neurologie Gütersloh 14 alte und pflegebedürftige Patienten durch Injektionen von Luft getötet zu haben. L. war am 14.12. verhaftet worden, nachdem bei einer überraschend verstorbenen Patientin Einstichstellen in der Ellbeuge entdeckt worden waren.

Schon länger wurde Wolfgang L. im Kollegenkreis „Todesengel" genannt, weil in seinen Dienstschichten so oft Patienten verstarben. Im September 1990 hatten drei Arbeitskollegen der Betriebsleitung den Verdacht gemeldet, L. könnte Patienten unverordnet Neurocil verabreicht haben. Diese Patienten waren jeweils mit Atemdepression auf die Intensivstation verlegt worden. Der Vorfall wurde betriebsintern geprüft, konnte aber nicht abschließend geklärt werden.

Diese Ermittlungen wurden am 17.10.1990 eingestellt, die Mitarbeiter der Station wurden um erhöhte Wachsamkeit gebeten.

Wolfgang L. war ein berufserfahrener Krankenpfleger, seine Arbeitszeugnisse wiesen ihn als interessiert und qualifiziert aus. Von Kollegen wurde er unterschiedlich beschrieben, auf der einen Seite als zuverlässig, hilfsbereit und kollegial, anderseits als verschlossen, gehemmt und unsicher. Er vermied Auseinandersetzungen, konnte Kritik schlecht annehmen und unterdrückte seinerseits Aggression. Sein Verhalten wurde teilweise als devot und anbiedernd erlebt. Zunehmend geriet er im Team in eine Außenseiterrolle und fühlte sich abgelehnt. Er bemühte sich über besonders hohen Einsatz auf der Station und über Personalratsaktivitäten um die Anerkennung der Kollegen. Auch im Umgang mit Patienten hatte L. Probleme. Besonders schwierig empfand er die Arbeit mit geistig behinderten oder alten und verwirrten Menschen. Wegen seines Mangels an emotionaler Kompetenz machte ihm die Arbeit nach dem Prinzip der Bezugspflege sehr zu schaffen.

Die Patientengruppe der Station war sehr heterogen. Es wurden Patienten mit allen psychiatrischen Krankheitsbildern behandelt, die zusätzlich eine internistische Krankheit aufwiesen. Dem Team der Station mißfiel die Verlegungspraxis. Sie hatten den Eindruck, die „Abschiebestation" der Klinik zu sein. Weiterhin lagen erhebliche Kompetenzkonflikte zwischen dem Pflegedienst und dem ärztlichen Dienst vor. Auch zwischen den beiden Schichten der Station und gegenüber den Nachbarstationen gab es ständige Rivalitätskonflikte. Die personelle Besetzung hingegen war ausreichend, der Arbeitsanfall nicht überdurchschnittlich hoch.

Zu den Tatmotiven konnte sich Wolfgang L. nicht schlüssig äußern. Er sprach von Zwängen und gab an, daß er bei der Tatausübung „neben sich gestanden" habe. Im Laufe der Zeit sei die Hemmschwelle immer niedriger geworden.

In den psychiatrischen Gutachten wird L.s mangelnde soziale Kompetenz, seine ausgeprägte Selbstwertproblematik und seine schon pathologische Fähigkeit, Aggressionen zu unterdrücken, beschrieben. Seit etwa März 1990 litt L. auch an Suizidgedanken, die als reaktive Depression erklärt werden. Die volle Schuldfähigkeit wird bejaht.

Das Urteil gegen Wolfgang L. erfolgte am 22.7.1993 wegen 10fachem Totschlag. (Beine 1996, Landschaftsverband Westfalen-Lippe 1990, Friedrichsen 1992/93, Wessollecks 1991/92/93).

Seit 1993 sind mehrere Verfahren anhängig. Uns sind aus mehreren Ländern acht Verhaftungen wegen Patiententötungen durch Pflegende bekannt, zwei davon in Deutschland. Der Verdacht liegt zwischen zwei und 57 Tötungen, in einem Fall bis zu 116 Tötungen (Maisch 1996).

Die jeweiligen Tataufdeckungen waren im Umfeld der Täter und Opfer ein schwerer Schock. Wo sie ein breites Medienecho fanden, lösten sie auch in einer breiten Öffentlichkeit Entsetzen und Empörung aus. Die besonderen Umstände dieser Taten erklären dieses Ausmaß an Entsetzen und Betroffenheit: Die Tötungen wurden begangen von Menschen, deren berufliche ethische Verpflichtung Lebenserhaltung und Leidensminderung ist, denen man also – schon qua Profession – einen besonders rücksichtsvollen und hilfreichen Umgang mit Menschen zuschreibt. Die Tatorte sind Einrichtungen die der Hilfe, Pflege, Heilung und Fürsorge dienen. Durch die Tötungen wird einer der zentralen sozialen Ansprüche der westlichen Gesellschaft verletzt, der Anspruch auf einen geschützten, gewaltfreien Raum für die psychische und physische Integrität hilfloser Personen, Kranke, Schwerstkranke und Moribunde.

Letztendlich beweisen die Tötungen auch, wie weit Gewaltausübung gegenüber wehrlosen Patienten gehen kann. Die Abhängigkeit der Patienten vom Personal und ihr Ausgeliefertsein an die Institution kann nicht deutlicher zu Tage treten. Durch die Tötungsdelikte wird alle Kritik über Inhumanes in Krankenhäusern und Heimen auf eine entsetzliche Art bestätigt; es scheint ein Risiko zu sein, als kranker oder alter Mensch Vertrauen in eine Behandlung oder Betreuung zu haben.

Der forensische Experte Maisch (1996) hat in einer Abhandlung über die oben beschriebenen Fälle einige hervorstechende Phänomene beschrieben. So handelt es sich immer um Mehrfachtötungen, die Streubreite beträgt zwischen zwei und 39 Tötungen. Zehn Pflegekräfte töteten zwischen fünf und 33 Patienten. In allen Verfahren gab es Anhaltspunkte dafür, daß die Anzahl der tatsächlichen Tötungen höher lag. Eng verbunden damit sind die langen Tatzeiträume, in denen die Tötungshandlungen unentdeckt blieben, die Spanne reicht von ungefähr einem halben Jahr bis 17 Jahre. Weiterhin fällt auf, daß die Tötungen dort geschehen sind, wo eine Konzentration sehr alter und schwerkranker Patienten vorhanden ist, auf Intensivstationen, auf internistischen Stationen und in Altenpflegeheimen, in den Bereichen also, wo Sterben und Tod zum Alltag gehören.

Im Hinblick auf die Opfer springt ins Auge, daß diese überwiegend hochbetagt (die allermeisten Opfer waren älter als 70, das älteste war 95) und häufig moribund, teilweise auch im finalen oder präfinalen Stadium, gewesen sind.

Überraschenderweise sind die Pflegeverhältnisse zwischen den verurteilten Pflegekräften und den getöteten Patienten kurz. In der Mehrzahl der Klinikfälle erfolgte die Tat zwischen ein bis drei Tage nach der Aufnahme des Patienten. Diese Tatsache unterstreicht unsere eingangs behauptete These, daß Serientötungen von aktiven Sterbehilfehandlungen eindeutig zu unterscheiden sind. Die Kürze der Pflegebeziehungen läßt eine tiefergehende emotionale Beziehung zwischen Täter und Opfer nicht zu, sehr intensive und längerfristig belastende Betreuungsverhältnisse waren nicht gegeben. Damit scheint auch sehr fragwürdig, daß manche der Täter aus Mitleid gehandelt haben wollen, wie es bei den Prozessen oft zur Sprache kam.

Maisch (1996) verweist auch darauf, daß die bekanntgewordenen Tötungen lediglich die Spitze des Eisbergs darstellen können und eine sehr hohe Dunkelziffer befürchtet werden muß. Dafür sprechen die langen Tatzeiträume sowie die Tatsache, daß die Tatentdeckungen in der Regel Zufallsentdeckungen waren. Und dafür spricht, daß das Tötungsgeschehen im nachhinein betrachtet keineswegs so unbemerkt ablief, wie es nach außen schien. Oft bestand lange schon der Eindruck ungewöhnlich häufiger Sterbefälle während der Dienstzeiten der Täter, oft gaben die Täter – erst im nachhinein richtig gedeutete – Signale. Als die jeweiligen Taten entdeckt waren, erinnerten sich die Kollegen daran, daß die Täter schon längere Zeit das Sterben von Patienten zynisch kommentierten, teilweise auch im voraus prophezeiten. Außerdem war in einigen Fällen aufgefallen, daß der Umgang mit Patienten derber, ruppiger geworden war, und die sprachliche Ausdrucksweise der Täter roher, ja brutal geworden war.

Auf unterschiedlichen Ebenen entstand eine Abwehrhaltung gegen eine aufkommende Verdächtigung (Dörner 1993). Oft wurden von Kollegen Verdachtsmomente an Vorgesetzte gemeldet, die dann als unsinnig, absurd oder denunziatorisch bezeichnet wurden. Dadurch wurden rasche und unmittelbare Konsequenzen verhindert, nicht wenige Patienten wurden nach derartigen Verdachtszurückweisungen noch getötet. So kommt Beine (1996) zu dem Schluß, daß die Verhinderung, mindestens aber die frühzeitige Entdeckung von Tötungen um so wahrscheinlicher wird, je weniger „denkunmöglich" derart delinquentes Verhalten in diesem Bereich erscheint.

Gewalt in professionellen Pflegesituationen

Auf den ersten Blick mag es unverständlich erscheinen, weshalb wir im Rahmen dieser Arbeit, die sich in erster Linie mit Tötungsdelikten von Pflegekräften beschäftigt, auch auf die Thematik der nicht-tödlichen Gewalt eingehen. Dies mag noch unverständlicher erscheinen, wenn wir im folgenden auch verbale, psychologisch wirkende Formen unter den Gewaltbegriff subsummieren. Natürlich macht es einen großen und zentralen Unterschied, ob ich einem Patienten einen Knuff versetze oder ihn lediglich mit einem durchdringenden Blick betrachte oder ob ich ihn mittels „Mundpflege", wie die Täterinnen in Wien-Lainz ihre Methode zynisch nannten, zu Tode bringe. Gleichwohl haben Gewalt und Serientötungen gewisse Gemeinsamkeiten und Parallelen. Vor allem anderen ist es der gleiche Kontext von Überforderung, der hier anzuführen ist. Sowohl pflegerische Gewalt als auch Tötungen sind vor dem Hintergrund des individuellen Nicht-Zurechtkommens in der jeweiligen Arbeitssituation zu sehen.

Sowohl pflegerische Gewalt als auch Tötungen sind vor dem Hintergrund des individuellen Nicht-Zurechtkommens in der jeweiligen Arbeitssituation zu sehen.

Doch zunächst einmal muß der Gewaltbegriff als Akt gegenüber Patienten näher eingegrenzt werden. Ruthemann (1993) hat eine mittlerweile vielzitierte Definition von Gewalt im Zusammenhang mit Pflegesituationen vorgelegt, nach der Gewalt dann vorliegt, „wenn eine Person zum ‚Opfer' wird, d.h. vorübergehend oder dauernd daran gehindert wird, ihrem Wunsch oder ihren Bedürfnissen entsprechend zu leben." Die Autorin unterscheidet weiter zwischen personaler und struktureller Gewalt, also zwischen der direkt von einer eindeutigen Person ausgehender und „den Verhältnissen" geschuldeter Gewalt. Zum letzteren würde man beispielsweise Ausgangsbeschränkungen für Patienten zählen. Anhand dieses Beispiels wird jedoch deutlich, wie schwierig Gewalthandlungen oftmals von anderen Handlungen abzugrenzen sind. Zählen etwa Ausgangsbeschränkungen für demente Patienten, die eindeutig zu ihrem Selbstschutz ausgesprochen werden, ebenfalls unter die Kategorie Gewalt? Nach der oben zitierten Definition gehört die Ausgangsbeschränkung auf jeden Fall unter die Überschrift Gewalt, wenn die Patienten diese als Restriktion erfahren.

Damit wird zugleich klar, daß Gewalt immer auch perspektivisch gesehen werden muß. Das heißt, die Perspektive des Patienten muß in diesem Fall nicht notwendig mit der der Organisation oder des einzelnen Mitarbeiters übereinstimmen. Mitunter muß man auch Gewalt anwenden, um Schaden abzuwenden. Pflegekräfte in der Psychiatrie kennen dieses Dilemma nur zu gut. Es gibt Formen legalisierter Gewaltanwendungen gegenüber Patienten. Darunter fallen etwa Fixierungen aggressiver Patienten. Im Grenzbereich liegen Fixierungen alter und dementer Menschen zu ihrem

Schutz vor dem Sturz aus dem Bett. Ebenso grenzwertig sind die noch vielfach anzutreffenden Bettgitter. Ein extremes Beispiel legalisierter Gewalt ist dagegen die Zwangsmedikation schwerst psychisch Kranker, die in seltenen Fällen leider unvermeidlich ist. Gewalt gegenüber Patienten läßt sich also nicht komplett vermeiden, gerade dann nämlich nicht, wenn die Patienten nicht in der Lage sind, ihre Angelegenheiten selbständig zu regeln. Wichtig ist jedoch, Gewalt als solche zu erkennen und darüber zu reflektieren, in welchen Situationen es legitim oder auch rechtlich erzwungen sein mag, sie anzuwenden und in welchen Situationen nicht.

Welche Formen von Gewalt in professionellen Pflegesituationen kann man erkennen? Die Klassifizierungen von Gewaltformen in der Literatur ähneln sich weitestgehend (Hartdegen 1996). Da ist zunächst die physische Gewaltanwendung, die klar und eindeutig mit einer direkten körperlichen oder instrumentell vermittelten Begegnung diagnostiziert werden kann. Dies reicht von kleinen Knuffen, um den Patienten in eine richtige Position zu bewegen, bis hin zu Ohrfeigen und schlimmeren Brutalitäten. Aber auch übermäßige Sedierungen mittels entsprechener Psychopharmaka können unter den Bereich der physischen Gewalt gerechnet werden. Gleiches gilt für eine über Gebühr verabreichte Bedarfsmedikation.

Des weiteren kann eine psychische bzw. emotionale Gewaltform identifiziert werden. Sie wird mitunter auch als verbale Gewalt beschrieben. Dazu gehören etwa Drohungen oder Beleidigungen. Schließlich muß in diesem Zusammenhang die Vernachlässigung des Patienten erwähnt werden. Sie ist spezifisch für Pflegesituationen und vor allem deshalb von Bedeutung, weil der Patient in aller Regel in einem Abhängigkeitsverhältnis von der Pflegekraft steht. So ist etwa das stundenlange Liegenlassen eines eingekoteten Patienten sicherlich als Gewalt zu beschreiben. Deutlicher wird die Vernachlässigung noch, wenn man etwa an das Zurückhalten von Flüssigkeit oder Nahrung bei unselbständigen Patienten denkt.

Der Literatur nach zu urteilen, sind Gewaltakte in professionellen Pflegesituationen nicht gerade selten (Pillemer & Moore 1989, Hartdegen 1996). Natürlich überwiegen psychische Gewaltformen und die Vernachlässigung die körperliche Gewalt. Gerade dies aber macht eine Abschätzung des Ausmaßes von Gewalt in der Pflege auch so schwierig, wenn nicht gar unmöglich. Zudem werden bestimmte Formen von Gewalt auch von den Beteiligten selbst oft nicht mehr als solche wahrgenommen (ZAG Altenpflege des DBfK, 1994). Die Gefahr, daß Pflegende sich daran gewöhnen, besteht besonders dann, wenn die Gewalt vor dem Hintergrund der Arbeitssituation zu sehen ist. Ein Arbeiten unter Zeitdruck macht es beipielsweise kaum möglich, dem langsameren Eß-Tempo älterer Patienten gerecht zu werden. Gleiches gilt, wenn auf die Gewalt keine Reaktion der Betroffenen folgt, weil sie dazu nicht in der Lage sind. Unbeteiligte Besucher oder Berufsanfänger nehmen solche subtilen Gewaltformen eher wahr als langjährige Mitarbeiter (Knobling 1988, zit. nach Ruthemann 1993). Alle genannten Faktoren lassen darauf schließen, daß von einer erheblichen Dunkelziffer der Gewalt in professionellen Pflegesituationen auszugehen ist. Damit ist zugleich eine der wichtigen Parallelen der Gewalt mit den Patiententötungen genannt.

Eine weitere Parallele besteht hinsichtlich der Opfermerkmale. In beiden Fällen, also der Gewaltanwendung und der Patiententötung, sind in erster Linie schwerstkranke, alte und demente Patienten betroffen. Aus der Sicht der Pflegekräfte sind die Opfer zumeist die „schlechten" Patienten, auch weil sie pflegeintensiver und hinfälliger sind. Darüber hinaus sind es oftmals die „schlechten" Patienten, weil sie den Pflegenden wenig Dank und Anerkennung für ihre Mühe zeigen, wenig kooperationsbereit sind oder selbst gegenüber den Pflegenden tätlich werden. Oft gehen aggressiven Durchbrüchen der Pflegekräfte langdauernde unbefriedigende und schwierige Pflegebeziehungen voraus (Schmidbauer 1992). Solche Pflegesituationen weisen mitunter Züge eines Kampfes zwischen dem Patienten und der Pflegekraft auf (Diessenbacher 1989). Damit ist zumeist eine Überforderung der Pflegekräfte verbunden. Das heißt, Gewalt- und Tötungsdelikte resultieren in der Regel aus einer gemeinsamen Überforderungssituation.

Ein entscheidender Unterschied zwischen Gewalt- und Tötungsdelikten soll aber am Ende nicht übersehen werden. Bedeutsam ist die höchst signifikant unterschiedliche Dauer des Pflegeverhältnisses. Tötungsdelikte geschehen meistens nach einer nur kurzen Bekanntschaft zwischen Täter und Opfer. Gewaltakte jedoch sind oftmals das Ergebnis einer langen, zum Teil jahrelangen Bekanntschaft zwischen Pflegekraft und Patient. Vermutlich ist der Anteil des Patienten an dieser in Gewalt ausartenden Beziehung ungleich größer als bei den Serientötungen. Die Frustrationen und Aggressionen resultieren hierbei weniger aus der Psychopathologie der Täter als vielmehr aus der „pathologischen" Beziehungsdynamik zwischen Pflegekraft und Patient.

Literatur:

Beine, Karl-H.: Krankentötungen in Kliniken und Heimen und die Einstellung der Mitarbeiter in Gesundheitsberufen zur Aktiven Sterbehilfe. Habilitationsschrift, Medizinische Fakultät, Universität Witten/Herdecke 1996.

Diessenbacher, Hardy: Neglect, Abuse and Taking of Life in Old People's Homes. in: Ageing and Society, Band 9 (1989), S. 61-71.

Dießenbacher, Hartmut und Kirsten Schüller: Gewalt im Altenheim. Freiburg: Lambertus 1993.

Dörner, Klaus: Wie kann ich heute und morgen „Helfer" sein? Prüf-Fragen zu Krankentötungen – Mögliche Gründe und Maßnahmen. In: Kürten, Claudio und Klaus Dörner (Hrsg.): Erfolgreich behandeln – armselig sterben. Macht und Ohnmacht in Krankenhaus und Heim. Gütersloh: Jakob van Hoddis 1993, S. 91-132.

Dürwald, W.: Tötungsdelikte in Krankenhäusern. In: Versicherungsmedizin, Band 45 (1993), S. 3-6.

Friedrichsen, Gisela: Diverse Artikel in „Der Spiegel" 1989, 1991, 1992, 1993

Gibiec, Christiane: Tatort Krankenhaus. Der Fall Michaela Röder. Bonn: Dietz 1990

Hartdegen, Karsten: Aggression und Gewalt in der Pflege. Stuttgart: G. Fischer 1996.

Internationale Expertenkommission: Bericht zur Beurteilung der Vorfälle in Lainz und ihrer strafrechtlich nicht relevanten Hintergründe, sowie der Erstellung von Vorschlägen für die Verbesserung des Spitalwesens im Bereich der Stadt Wien. Erstellt im Auftrag des Bürgermeisters der Bundeshauptstadt Wien, aufgrund des Beschlusses des Wiener Gemeinderates vom 13. April 1989. (Pr.Z. 396/GAt/89) Wien, 23. Juni 1989. In: Presse- und Informationsdienst der Stadt Wien (Hg.), Rathauskorrespondenz spezial, Nr. 15, Juni 1989

Landschaftsverband Westfalen-Lippe: Bericht der internen Kommission aus Anlaß der Tötungen in der Westf. Klinik für Psychiatrie, Psychosomatik und Neurologie Gütersloh im Jahre 1990. Münster, August 1991

Maisch, Herbert: Phänomenologie der Serientötung von schwerstkranken älteren Patienten durch Angehörige des Pflegepersonals. In: Zeitschrift für Gerontologie und Geriatrie, Band 29 (1996), S. 201-205

Mauz, Gerhard: Diverse Artikel in „Der Spiegel", 1989.

Missliwetz, J. und C. Reiter: „Oral Hygiene" – A Method of Killing in a Medical Setting. In: Medicine and Law, Band 14 (1995), S. 45-51.

Pillemer, Karl und David W. Moore: Abuse of Patients in Nursing Homes: Findings from a Survey of Staff. In: The Gerontologist, Band 29 (1989), S. 314-320.

Ruthemann, Ursula: Aggression und Gewalt im Altenheim. Verständnishilfen und Lösungswege für die Praxis. Basel: Recom 1993.

Schmidbauer, Wolfgang: Gewalt in der Pflege. Entstehung und Gegenmaßnahmen aus psychoanalytischer Sicht. In: Schmidbauer, Wolfgang (Hrsg.): Pflegenotstand – Das Ende der Menschlichkeit. Reinbek: Rowohlt 1992.

Wessollecks, Winfried: Diverse Artikel in „Dr. med. Mabuse", 1991-1993.

ZAG Altenpflege des DBfK: Gewalt in der Pflege. Eschborn: DBfK-Verlag 1994.

Kapitel II

Die Beweggründe der Täter

Menschen, die einer Berufsgruppe angehören, die seit ihrer Entstehung ethisch hochangesehene Ziele verfolgt, mißhandeln oder töten ihnen anvertraute, wehrlose und abhängige Personen. Die Täter mißbrauchen ihre Macht gegenüber Patienten oder Bewohnern, obwohl sie sich mit ihrer Berufswahl zum Helfen und damit zur Leidensminderung und Lebenserhaltung entschlossen hatten.

Grundsätzlich stellt sich bei jedem Straftatbestand die Frage nach dem Motiv, d.h. die Frage, welche Gründe der jeweilige Täter selbst für sein Handeln angeben kann. Bei den Gewalt- und Tötungsdelikten in Kliniken und Heimen waren die Täter jedoch häufig kaum in der Lage, plausible Motive zu benennen. Daher wurden auch in den meisten Prozessen psychiatrische Gutachten über die Täter erstellt. Im folgenden sollen diese Beschreibungen der Motive, d.h. die Selbstbeschreibung und -erklärung sowie die Fremdbeschreibung der Täter durch psychiatrische Gutachten kurz dargestellt werden.

Selbstbeschreibung der Täter über Motivangaben

Wie schon erwähnt, konnten etliche Täter keine nachvollziehbaren Erklärungen oder Motive für ihr Handeln benennen. Zu Motivangaben der mißhandelnden Täter fanden wir wenig Material. Auch bei Tötungsdelikten ist ein durchgängiges Motiv nicht zu erkennen. Zwänge, Lustgewinn, das Gefühl unterschätzt zu werden oder freie Heimplätze zu schaffen wurden genannt. Eine überwiegend große Mehrzahl der Täter beruft sich allerdings auf Mitleid. Sie gaben an, daß sie ihre Opfer vom Leiden erlösen, den Todeskampf erleichtern oder unwürdige Situationen beenden wollten.

Dieses Mitleidsmotiv nachzuvollziehen fällt jedoch schwer. Beispielsweise hatten die Wiener Täterinnen „aus Mitleid" sehr grausame Tötungsmethoden gewählt. Außerdem muß festgestellt werden, daß nur ein einziges der Vielzahl der Opfer in allen beschriebenen Fällen jemals um eine Tötung gebeten hatte. Im Gegenteil, die meisten der Menschen hatten explizit bekundet oder durch ihr Verhalten zum Ausdruck gebracht, daß sie ihr Leben und Sterben einem natürlichen und schicksalhaften Verlauf überlassen wollten.

Handlungsleitend waren nicht mehr die Bedürfnisse und Leiden der Patienten, sondern die eigene Überforderung der Täter bei deren Begleitung.

So scheinen die Tötungen eher auf die Unfähigkeit der Täter zu verweisen, unheilbare menschliche Leidenszustände, lästige und verwirrte, „unvernünftige" Menschen zu ertragen und zu tragen, anzunehmen, zu begleiten und zu versorgen. Es handelte sich nicht nur um ein mitfühlendes Anteilnehmen am Schicksal des anderen, sondern das Mitleid wurde projektiv verzerrt. Handlungsleitend waren nicht mehr die Bedürfnisse und Leiden der Patienten, sondern die eigene Überforderung der Täter bei deren Begleitung (Beine 1996, 1997).

An dieser Stelle seien zwei Anmerkungen erlaubt: Erstens hielten offensichtlich die Täter das Leben der Opfer nicht für lebenswert; sie empfanden Mitleid mit einem Menschen, der dies selbst vermutlich nicht so fühlte. Dies muß zu einer erhöhten Aufmerksamkeit gegenüber Tendenzen, alte, kranke, behinderte und sterbende Menschen zu entwerten, führen. Zweitens sei darauf hingewiesen, mit welch großer Skepsis generell dem Mitleidsmotiv zu begegnen ist. Mitleid kann geduldiges und mitfühlendes Begleiten durch Leidenssituationen sein. Doch oft genug steckt hinter dem Mitleid eher ein Selbstmitleid, das das Hinnehmen eines gegebenen Leidens oder einer Behinderung oder eines Schmerzes als Kränkung empfindet, weil es dem eigenen Selbstbild und dem eigenen therapeutischen Bemühen widersteht (Dörner 1989).

Fremdbeschreibung der Täter durch psychiatrische Gutachten oder Studien

Über die angegebenen Motive können die Taten nicht erklärt werden, vielmehr stellen sie Indizien dafür dar, daß Gewalt- und Tötungshandlungen mehr mit der Befindlichkeit der Täter als mit der Situation der Opfer zu tun hatten. Bei einem ersten Überblick über die Täter, die Tötungsdelikte verübt haben, zeigen sich allerdings nur wenige Besonderheiten, und sie waren vor der Tatentdeckung in der Regel nicht als krankhafte Persönlichkeiten aufgefallen. Meist galten sie als lange berufserfahrene, kompetente, oft über das gewöhnliche Maß hinaus engagierte Pflegekräfte. Ihre Biographien zeigten in den seltensten Fällen gravierende Auffälligkeiten. Eine einheitliche Persönlichkeitsstruktur, die allen gemeinsam ist, läßt sich nicht ausmachen.

Lediglich einige unspezifische Phänomene traten gehäuft auf. So lag bei den meisten Tätern eine grobe und derbe, oft brutale Sprache vor. Auf vielen Stationen ist ein locker-burschikoser, auch „schnodderiger" Umgangston vorzufinden, und ironisierende und zynische Ausdrucksweisen dienen der Abwehr in emotional überfordernden Situationen. Bei den Tätern war auch dieses Maß weit überschritten, ihre Ausdrucksweise ließ auf Verrohung und Entwertung schließen. Weiterhin hatten die meisten Täter in ihren jeweiligen Teams eine Außenseiterstellung und waren nicht in die Mitarbeitergruppe integriert. Bei der Betrachtung der Gesamtheit der Täter fällt auf, daß der Anteil der Männer sehr deutlich überwiegt (Beine 1996).

Bei den veranlaßten psychiatrischen Gutachten wurde in keinem der Fälle die Schuldfähigkeit gänzlich aufgehoben. Die Täter wurden in ihrer Persönlichkeitsstruktur sehr häufig als primär selbstunsicher beschrieben, oft verbunden mit emotionaler Verschlossenheit. Diese Selbstunsicherheit wurde von manchen durch Geltungsdrang, Macht- und Dominanzstreben, von manchen durch Aktivitätsdrang und zur Schau gestelltem Optimismus, von manchen durch erhöhte

Leistungsanforderungen an sich, und von manchen durch Vermeidung emotional fordernder Beziehungen kompensiert. Bei einigen wird mangelnde soziale Kompetenz oder die Neigung, Aggression zu unterdrücken, beschrieben. Explizit erwähnt wird bei den Begutachtungen von Wolfgang L., Michaela R. und Reinhard B. der identifikatorische Grenzverlust, d.h. die Unfähigkeit, eigene Wahrnehmungen, eigene Befindlichkeiten, eigene Gefühle sicher und scharf trennend von jenen der Patienten zu unterscheiden und dann im Sinne der projektiven Identifikation eigenes Leiden, eigenes Mißempfinden auf Patienten zu übertragen (Beine 1996).

Die bei den Tätern beschriebenen Persönlichkeitsmerkmale treffen auf eine Vielzahl der Mitarbeiter in Gesundheitsberufen zu.

Insgesamt wird von vielen Gutachtern betont, daß die bei den Tätern beschriebenen Persönlichkeitsmerkmale auf eine Vielzahl der Mitarbeiter in den Gesundheitsberufen zutreffen und nicht als Besonderheit zu interpretieren sind.

Auch in Gutachten über mißhandelnde Täter wird deren Persönlichkeit zwar mit Ich-Schwäche, Geltungsdrang und einem Gefühl von Minderwertigkeit charakterisiert, doch wird auch hier gleichzeitig betont, daß die Täter mit diesen Eigenschaften unter anderen Bedingungen kaum aufgefallen wären. Häufig lag ein rigider Sauberkeits- und Ordnungszwang vor (Dießenbacher & Schüller 1993). Etliche jüngere Studien oder Abhandlungen beleuchten Ursachen und tatauslösende Faktoren für Gewalt in Heimen (Pillemer & Bachmann-Prehn 1991, Dießenbacher 1988, Käppeli 1989, Petzhold 1985 und 1990, Grond 1991, Knobling 1988; alle zitiert nach Dießenbacher & Schüller 1993 und Ruthemann 1993). Auch diese Taten wurden jeweils über das Zusammentreffen mehrerer ungünstiger Faktoren seitens der Rahmenbedingungen wie auch seitens der Täter erklärt. So ist das Selbsterleben der Täter oft vom Gefühl der Vergeblichkeit und Erfolgslosigkeit geprägt. In der Langzeitpflege sind Zustandsverbesserungen der Bewohner oft nicht erreichbar, und die erreichte „Verlangsamung der Verschlechterung" wird nicht als Erfolg gespürt. Weiterhin mahnt der pflegebedürftige Heimbewohner die Mitarbeiter an ihre eigene mögliche Gebrechlichkeit und sichere Endlichkeit und konfrontiert sie mit der Möglichkeit der eigenen inakzeptablen

Zukunft. Daraus kann das Bedürfnis entstehen, das Spiegelbild der Zukunft anzugreifen.

In der Beziehung zum Pflegebedürftigen können Übertragungsmechanismen stattfinden. Der Heimbewohner erinnert die Pflegeperson an eine früher erlebte, problematische Autoritätsperson. Aber auch ohne solche Übertragungen kann die Beziehung schwierig sein. Aufgrund ihrer Demenz oder weil sie mit dem Schicksal hadern und ihre Abhängigkeitssituation nicht akzeptieren können etc., zeigen viele Bewohner aggressive Verhaltensweisen statt der erhofften Dankbarkeit. Besonders schwer zu ertragen ist es, wenn der Pflegebedürftige seine Schwäche als Waffe gegen die Pflegenden einsetzt, z.B. durch absichtliches Einkoten oder provozierendes Klingeldrücken. Trotz gespürter heftiger Abneigung können die Pflegenden ständigen Kontakten mit solch „unangenehmen" Bewohnern nicht aus dem Weg gehen. Schmidbauer (1992) zeigt, wie sich in längerdauernden Pflegebeziehungen bei Vorliegen dieser Konstellation eine ungünstige Dynamik entwickeln kann. Die Pflegenden, primär selbstunsicher und im Selbstbild vom Über-Ich bestimmt, sehen eigene affektive Durchbrüche nicht als Gefahr voraus. Sie verdrängen aufkommende Aggressionsgefühle, statt sie zu bearbeiten, bis die Möglichkeit der Situationsveränderung oder Steuerung verlorengeht. Von Lob und Bestätigung abhängig, können sie nur schwer ertragen, wenn die Pflegebeziehung schlecht gelingt und der Bewohner beispielsweise Trotz statt Dank zeigt oder hinfälliger wird. Der „schlechte" Bewohner zerstört das eigene Selbstbild. In etlichen Untersuchungen wird auch von hohen Burnout-Raten der Täter gesprochen.

Der Blick auf die tatauslösenden Faktoren bestätigt diese Thesen. Meist sind unkooperative oder aggressive Verhaltensweisen der Bewohner, starke Hinfälligkeit, oft auch Verletzung des Reinlichkeitssinns, z.B. bei Inkontinenz, Bestandteil der Situationen, auf die mißhandelnd reagiert wurde. Es scheinen solche Verhaltensweisen und Gesamtzustände der Opfer zur Tat zu provozieren, die der Täter für sich negativ besetzt hat und die ihm angst machen.

Zusammengefaßt belegen die Aussagen aus Gutachten und Untersuchungen, daß bei den Tätern sehr komplexe Tatmotivationsdynamiken vorliegen. Eine bestimmte innerpsychische Dynamik trifft mit ungünstigen äußeren Bedingungen zusammen. Wir wollen auf diese komplexe Situation eingehen, bevor wir die gewaltfördernden Bedingungen im Umfeld beleuchten.

Vulnerabilität und Arbeitssituation

Die vorstehenden Ausführungen haben deutlich gemacht, daß die Serientötungen durch persönlichkeitsstrukturelle Merkmale der Täter beeinflußt wurden. Zwar waren in der Regel auch jeweils unterschiedliche Umfeldfaktoren zu registrieren, die zu einer objektiven Überlastung führten, charakteristisch waren jedoch die nahezu überall anzutreffenden psychischen Defizite. Bei vielen Tätern wurden Probleme im emotionalen bzw. affektiven Bereich diagnostiziert. Mit diesen Defiziten wären die Täter in einem anderen Arbeitsumfeld möglicherweise kaum aufgefallen, doch den emotionalen Anforderungen ihrer tatsächlichen Arbeitsumgebung waren sie offensichtlich nicht gewachsen. Trotz der bisweilen überengagierten Pflegetätigkeit wurden viele Patienten von den Tätern abschätzig behandelt und abwertend betrachtet.

Diese emotionalen Defizite haben ihre Ursachen nur zum Teil im Arbeitsumfeld. Sicherlich sind Zynismen oder Schnoddrigkeiten gegenüber Patienten vermehrt dort anzutreffen, wo Schwerstkranke versorgt werden und Todesfälle an der Tagesordnung sind, etwa auf Intensivstationen (Klapp 1985) oder auch auf Allgemein-Stationen mit vielen Sterbefällen (Glaser & Strauss 1968; Glaser & Strauss 1995). Wie die psychiatrischen Gutachten über die Täter aber herausgestellt haben, existieren diese Defizite oft unabhängig von der Pflegetätigkeit.

Möglicherweise spielte auch schon die Auswahl des Berufes eine Rolle. Schmidbauer (1977) hatte im allgemeinen Zusammenhang mit der Berufsentscheidung für den Sozialbereich den Begriff des „Helfer-Syndroms" geprägt. Das Helfer-Syndrom beschreibt die Beobachtung, daß Menschen in Sozialberufen versuchen, bestimmte psychische Bedürfnisse – allen voran Zuneigung und Anerkennung – über ihren Beruf zu befriedigen.

Vulnerablen Persönlichkeiten stehen weniger personale Ressourcen zur Problembewältigung zur Verfügung.

Wir möchten im folgenden unsere Hypothese erläutern, mit der nach unserer Ansicht die Entstehung und Verursachung von Patiententötungen, aber auch von Gewalttaten gegen Patienten hinreichend erklärt werden kann. Dazu bedienen wir uns eines Fachbegriffs aus der sozialpsychiatrischen Forschung, dem Begriff der Vulnerabilität. Vulnerabilität bedeutet psychische Verletzbarkeit oder Verletzlichkeit, genauer gesagt, eine verletzbare Persönlichkeit. Diese Verletzbarkeit ist im Sinne einer „Dünnhäutigkeit" zu verstehen, das heißt, die betroffenen Personen können sich weniger als andere gegen seelische Belastungen und Anforderungen schützen. Das psychische Gleichgewicht ist labil und läßt sich leichter durch äußere Einflüsse stören.

Vulnerabilität beschreibt die Ausgangslage für die Entstehung psychischer Krankheiten (Eikelmann 1997). Das gleiche Konstrukt Vulnerabilität wird auch in der psychologischen Forschung benutzt, um die psychischen Ressourcen eines Menschen zu beschreiben, der sich mit Streßerleben auseinanderzusetzen hat. Ziel dieses Ansatzes ist die Beschreibung verfügbarer Ressourcen, die für die Bewältigung von Streß gebraucht werden. Vulnerablen Persönlichkeiten stehen demnach weniger solcher personalen Ressourcen zur Problembewältigung zur Verfügung (Jerusalem 1990; Udris et al. 1992).

Wie aber entstehen vulnerable Persönlichkeiten? Für die Erklärung der Entwicklung solcher Persönlichkeitsstrukturen müssen verschiedene Faktoren berücksichtigt werden. Dieses Modell, das hier nur ansatzweise skizziert werden kann, umfaßt biologisch-genetische Faktoren (erbliche Belastungen, frühkindliche Hirnschäden etc.), psychologische bzw. reaktive Belastungen (z.B. Störungen der Mutter-Kind-Beziehung) und soziale Faktoren (Armut, Zugehörigkeit zu einer ethnischen Minderheit etc.). Eine entsprechend vorbelastete

Persönlichkeit kann sich im Verlauf des Lebens im Sinne der Selbstverstärkung weitere psychische Verletzungen zuziehen.

Bei den meisten Tätern von Serientötungen und Gewalttaten gegen Patienten handelt es sich unserer Ansicht nach um vulnerable Persönlichkeiten. Als solche sind sie nicht durchgängig auffällig im psychopathologischen Sinne und wären möglicherweise in einem anderen Arbeitsumfeld nicht straffällig geworden. Folglich ist die Arbeitsumgebung als weiterer Faktor hinzuzuziehen. Zweifellos ist die Pflegetätigkeit in einem Umfeld angesiedelt, das – im Vergleich zu anderen Berufen – generell hohe bis sehr hohe psychische Anforderungen stellt. Es geht, mit anderen Worten, um die Frage der Passung von Persönlichkeitsstruktur und Umfeld (Burisch 1994; Schwarzer 1996).

Wenn dieses Umfeld nun in erheblichem Maße Streß für die in ihm arbeitenden Personen produziert, stellt sich erneut das Problem der Bewältigung (Coping). Hierfür stehen bekanntermaßen unterschiedliche Ressourcen zur Verfügung. So kann das gleiche streßfördernde Arbeitsumfeld ganz verschiedene Belastungsreaktionen hervorrufen. Während für den einen die physische und psychische Arbeitsbelastung gut zu bewältigen ist, kann die gleiche Belastung für einen anderen zu einem erheblichen Problem werden. Unserer Ansicht nach stellt vor allem die psychische Verarbeitung des Umgangs mit sehr alten, schwerkranken und sterbenden Patienten ein zentrales Problem in dieser Hinsicht dar. Es geht in diesem Zusammenhang also weniger um die „objektiven" Arbeitsbelastungen als vielmehr darum, wie diese Belastungen subjektiv von jeder einzelnen Persönlichkeit gesehen, bewertet und verarbeitet werden.

Es geht weniger um die „objektiven" Arbeitsbelastungen als vielmehr darum, wie diese Belastungen subjektiv gesehen, bewertet und verarbeitet werden.

In der Folge einer solchen kritischen Passung von verletzlicher Persönlichkeit und „ungesundem" Arbeitsumfeld kann es wiederum sehr verschiedene Reaktionen geben, die wir hier kurz und schematisch skizzieren wollen. Eine dieser Reaktionen ist der Burnout, also das Ausbrennen engagierter Personen in Sozialberufen (Burisch 1994). Burnout-Symptome reichen von emotionalen Reaktionen und Schuldzuweisungen über psychosomatische Reaktionen bis hin zu aggressiven Tendenzen. Auffällig ist auch eine Tendenz zur Dehumanisierung bzw. Depersonalisierung der Patienten. Das heißt, das Leid des Patienten wird am Ende gar nicht mehr als solches wahrgenommen, der Patient wird sprachlich und affektiv abgewertet. Dabei handelt es sich zweifelsfrei um eine Schutzreaktion gegen übermäßige eigene emotionale Reaktionen auf das Leid des Patienten. Typischerweise trifft der Burnout gerade die Mitarbeiter, die sehr engagiert, teilweise sogar überengagiert ihrer beruflichen Tätigkeit nachgehen.

Zum Teil mit dem Burnout verbunden ist eine zweite Reaktionsmöglichkeit, nämlich die Ausbildung einer psychischen Erkrankung. Nicht wenige Angehörige der Gesundheitsberufe, und insbesondere der Pflegeberufe, leiden unter Depressionen oder Alkohol- oder Medikamentenabhängigkeit. Eine dritte Reaktion ist der klare Entschluß, ohne große Leidensreaktionen den Pflegeberuf zu verlassen. Ein wesentlicher Teil der sehr hohen Personalfluktuation im Pflegebereich ist sicherlich als Reaktion auf das nur selten gesunde Arbeitsumfeld zu verstehen. Eine Variante dieser Reaktion stellt der Wechsel in patientenferne Bereiche dar (Pflegedienstleitung, Aus- und Weiterbildung, Stabsstellen für Qualitätssicherung etc.). Es handelt sich dabei, überspitzt ausgedrückt, um eine „gesunde" Reaktion auf ein „ungesundes" Umfeld.

Schließlich und endlich ist auch die Mißhandlung oder Tötung von Patienten als eine Reaktionsform auf die Nicht-Passung von Persönlichkeitsstruktur und Umfeld zu sehen. Wie verschiedentlich in der Darstellung der Taten deutlich wurde, waren individuelle Überforderungen öfters zu registrieren. Hinzu kam häufig das Unvermögen der Täter, sich als Ersatz für nicht vorhandene Bewältigungsmuster eine ausgleichende soziale Unterstützung in ihrem Umfeld aufzubauen. Viele der Täter litten unter sozialen und beruflichen Anpassungsproblemen, waren Einzelgänger am Arbeitsplatz und hatten auch darüber hinaus Schwierigkeiten, persönliche Beziehungen aufzubauen. Wie beim Burnout sind auch im Falle der Serientötungen die Dehumanisierungstendenzen unübersehbar. Es scheint, als wirke hier die Entwertung der Patienten als Vorstufe zur späteren Tat.

Der weitere Verlauf dieses Buches besteht nun nicht darin, die psychologischen und psychopathologischen Entstehungsbedingungen der Serientötungen zu beschreiben. Vielmehr richten wir in den folgenden Kapiteln die Aufmerksamkeit auf die Umfeldbedingungen. Dies geschieht aus der Begründung heraus, daß die Persönlichkeitsmerkmale von Pflegekräften kaum von außen zu verändern sind, die Arbeitsbedingungen und berufspolitischen Randbedingungen jedoch schon. Es geht darum, die erhöhte Belastungsanforderung der Pflegetätigkeit, und insbesondere der Pflegetätigkeit an Schwerst- und Sterbenskranken, zu beschreiben und mögliche vorbeugende Maßnahmen zu erschließen. Vorschläge zur Umgestaltung schließen sich im letzten Kapitel dieses Buches an.

Literatur:

Beine, Karl-H.: Krankentötungen in Kliniken und Heimen und die Einstellung der Mitarbeiter in den Gesundheitsberufen zur aktiven Sterbehilfe. Habilitationsschrift, Medizinische Fakultät, Universität Witten/Herdecke 1996.

Beine, Karl-H.: Krankentötungen in Kliniken und Heimen. In: Kemper, Ulrich und Gerhard Nübel (Hrsg.): Mit dem Schwächsten beginnen. Zum Menschenbild in der Psychiatrie. Gütersloh: Jakob van Hoddis 1997, S. 59-75.

Burisch, Matthias: Das Burnout-Syndrom. Theorie der inneren Erschöpfung. 2. Auflage, Berlin: Springer 1994.

Dießenbacher, Hartmut und Kirsten Schüller: Gewalt im Altenheim. Freiburg: Lambertus 1993.

Dörner, Klaus: Tödliches Mitleid. Zur Frage der Unerträglichkeit des Lebens – oder: die Soziale Frage: Entstehung, Medizinisierung, NS-Endlösung heute – morgen, Gütersloh: Jakob van Hoddis 1989.

Eikelmann, Bernd: Sozialpsychiatrisches Basiswissen. Grundlagen und Praxis. Stuttgart: Enke 1997.

Glaser, Barney G. und Anselm L. Strauss: Time for Dying. Chicago: Aldine 1968.

Glaser, Barney G. und Anselm L. Strauss: Betreuung von Sterbenden. Eine Orientierung für Ärzte, Pflegepersonal, Seelsorger und Angehörige. 2. überarb. Auflage, Göttingen: Vandenhoeck und Ruprecht 1995. (Orig. 1965).

Jerusalem, M.: Persönliche Ressourcen, Vulnerabilität und Streßerleben. Göttingen: Hogrefe 1990.

Klapp, Burghard F.: Psychosoziale Intensivmedizin. Untersuchungen zum Spannungsfeld von medizinischer Technologie und Heilkunde. Berlin: Springer 1985.

Ruthemann, Ursula: Aggression und Gewalt im Altenheim. Verständnishilfen und Lösungswege für die Praxis. Basel 1993.

Schmidbauer, Wolfgang: Die hilflosen Helfer. Reinbek: Rowohlt 1977.

Schmidbauer, Wolfgang: Gewalt in der Pflege. Entstehung und Gegenmaßnahmen aus psychoanalytischer Sicht. In: Schmidbauer, Wolfgang (Hg.): Pflegenotstand – das Ende der Menschlichkeit. Reinbek: Rowohlt 1992.

Schwarzer, Rolf: Psychologie des Gesundheitsverhaltens. 2. überarb. und erweit. Aufl., Göttingen: Hogrefe.

Udris, Ivar, Ueli Kraft, Carin Mussmann und Martin Rimann: Arbeiten, gesund sein und gesund bleiben: Theoretische Überlegungen zu einem Ressourcenkonzept. Psychosozial, Band 15 (1992), Heft 52, S. 9-22.

Kapitel III

Gesellschaftliches Umfeld

Tötungen durch Pflegepersonen und Gewalt gegen abhängige und wehrlose Patienten können nicht ausschließlich aus den inneren Motiven der Täterinnen und Täter erklärt werden. Neben der oben aufgezeigten persönlichen Situation der Täter müssen eine Reihe weiterer Faktoren in Rechnung gestellt werden, will man dem komplexen Hintergrund dieser Taten gerecht werden. Im folgenden soll der Blick auf das gesellschaftliche Umfeld dieser Taten und der Täter geworfen werden. Gesellschaftliche Problemlagen sind für uns insofern interessant, als sie als Kontextbedingungen gelten können.

In welchem Verhältnis stehen die gesellschaftlichen Problemlagen zu den hier beschriebenen Taten? Mit der Bezeichnung als soziale Kontextbedingungen für die Taten möchten wir dem mitunter auftauchenden Eindruck entgegentreten, die kausalen Ursachen hierfür „in der Gesellschaft" zu suchen. Auf jeden Fall kann man nicht so weit gehen, zu sagen, daß die Taten gewissermaßen „im Auftrag der Gesellschaft" verübt wurden, wenngleich die Täter dies möglicherweise so empfunden haben. Auch wenn man umgangssprachlich bisweilen meint, „die Gesellschaft" könne Aufträge vergeben, stellt sich dies bei näherem Hinsehen als unzutreffend heraus. Aufträge können nur von genau zu benennenden Personen oder Institutionen erteilt werden. „Die Gesellschaft" als ganze aber ist, wenn man sie auf Menschen bezieht, nichts als eine uneinheitliche Masse, die gar nicht in der Lage ist, so etwas wie einen einheitlichen Willen zu formulieren, geschweige denn, diesen an bestimmte Berufsgruppen zu delegieren.

Und ebenso, wie nicht davon die Rede sein kann, daß die Gesellschaft entsprechende Aufträge vergebe, kann „der Gesellschaft" die Schuld für Patiententötungen und Gewaltakte gegen Patienten gegeben werden. Abgesehen davon, daß hier die gleichen Bedingungen gelten, die eben für die vermeintliche Auftragsvergabe ausgeführt wurden, wird das Argument, „die Gesellschaft" trage Schuld, auch den individuellen Möglichkeiten der in ihr handelnden Personen nicht gerecht. Niemand ist alleiniger Vollstreckungsgehilfe äußerer sozialer Randbedingungen – und habe er oder sie auch unter noch so peinigenden und extremen Lebensbedingungen in der Jugend oder in der Gegenwart gelitten. Es gibt immer die Möglichkeit, sich zu bestimmten Einflüssen und Aufforderungen in der einen oder anderen Weise zu verhalten. Individuelles Verhalten darf keinesfalls als ausschließlich durch Umweltfaktoren determiniert angesehen werden.

Die für unsere Thematik belangvollen Themen und gesellschaftlichen Randbedingungen sollen im folgenden dargestellt werden. Dies sind aber nicht nur die öffentlich diskutierten Themen, sondern auch Randbedingungen, die eher leise vonstatten gehen und nicht die Aufmerksamkeit finden, die ihnen eigentlich zustehen müßte, so die Entwicklung des wissenschaftlich-technischen Fortschritts in der Medizin oder die demographischen Veränderungen in der Bevölkerung.

Wissenschaftlich-technischer Fortschritt in der Medizin

In den vergangenen Jahrzehnten haben sich auf dem Hintergrund des modernen naturwissenschaftlichen Paradigmas Entwicklungen ergeben, die die Grenze zwischen Leben und Tod immer weiter hinausschieben. Die Leistungen der Intensivmedizin, der Transplantationsmedizin, aber auch der pharmakologische Fortschritt (Stichworte: Zytostatika, Digitalis-Präparate) sind als Ursachen dafür zu sehen, daß anatomische und physiologische Bedingungen, die früher den Tod verursachten, heute nicht mehr als Indikatoren für den Eintritt eines „natürlichen" Todes gelten können. So wird auch Alter als solches nicht mehr als Ursache eines natürlichen Todes betrachtet. Alte Menschen in den Händen der modernen Medizin sterben nicht aufgrund der durch viele Lebensjahre bedingten physiologischen Erschöpfung bzw. Altersschwäche, sondern aufgrund von Krebserkrankungen oder Herz-Kreislauf-Versagen.

Es sind jedoch nicht allein die Patienten, welche die Folgen des rasanten technischen Fortschritts – positiv wie negativ – erfahren. Für die Mitarbeiter des Gesundheitswesens bedeuten diese Entwicklungen grundlegende Veränderungen ihres Arbeitsalltags. Insgesamt wird die Pflegetätigkeit zunehmend technisiert; Apparate übernehmen mehr und mehr therapeutische und kontrollierende Funktionen. Damit geht in vielen Bereichen eine Erleichterung der Tätigkeit einher; man denke etwa an die flexiblen Möglichkeiten, die moderne Betten im Vergleich zu früheren bieten. Andererseits bedeutet die zunehmende Technisierung auch eine Zunahme komplexerer Arbeitsabläufe. So darf man sich nicht auf das ordnungsgemäße Funktionieren der technischen Geräte verlassen, sondern muß neben der Überwachung des Patienten immer wieder auch die Geräte selber im Blick haben. Daß diese Situation für die in dieser Hinsicht eher unspezifisch ausgebildeten Pflegekräfte durchaus zu Überforderungen führen kann, liegt auf der Hand.

Daneben ermöglicht die Technisierung der Pflegetätigkeit immer risikobehaftetere Therapieformen, die auf absolut exakter Bedienung dieser Geräte beruhen. Für die Patienten bedeutet dies sicherlich viele Erleichterungen. So hat der Einzug des Perfusors auf die Normalstation hier Therapien zugelassen, die vormals nur unter Intensivbedingungen stattfinden konnten. Während Infusionen nur eine ungefähre Dosierung zulassen, kann die Medikation mit technischen Möglichkeiten hier exakt eingestellt werden.

Die Behandlung chronisch-degenerativer Erkrankungen wird auch heute noch weitgehend vernachlässigt.

Die oben aufgezeigten Entwicklungstendenzen des medizinischen Fortschritts haben aber noch andere Auswirkungen. Bekanntlich zielen die medizinisch-wissenschaftlichen Bemühungen in erster Linie auf die Heilung bzw. auf die Linderung akuter Erkrankungen. Dagegen wird die Behandlung chronisch-degenerativer Erkrankungen auch heute noch weitgehend vernachlässigt – und dies, obwohl die Anzahl dieser Patienten stetig steigt. Entscheidend ist in diesem Zusammenhang, daß die Pflegekräfte letztendlich mit den Folgen dieser Vernachlässigung allein gelassen werden. Sind akute Behandlungsmöglichkeiten nicht mehr zu erkennen, zieht sich die Medizin oftmals aus dem Geschehen zurück. Es bleibt die Pflege, die sich um diese schwierigen Patienten zu kümmern hat. Dagegen ist im Prinzip auch nichts einzuwenden, allerdings entsteht bei betroffenen Pflegekräften der – nicht unberechtigte – Eindruck, an dieser Stelle keine ausreichende Unterstützung zu bekommen.

An dieser Stelle muß noch darauf hingewiesen werden, daß der medizinische Fortschritt in erster Linie ein Fortschritt der naturwissenschaftlich-biologischen Medizin ist. Besonders bei chronischen und degenerativen Erkrankungen spielen jedoch biographische, psychologische und soziale Faktoren eine wesentliche Rolle bei Genese und Verlauf (Corbin & Strauss 1993). Eine angemessenere Beachtung psychosozialer Faktoren würde jedoch häufig die Diagnostik und die therapeutischen Entscheidungen beeinflussen. In der Pflege gehört die psychosoziale Unterstützung der Patienten zum Berufsauftrag, die Wahrnehmung solcher Bedürfnisse ist in der Regel ungleich größer als in der Medizin. Neben dem betroffenen Patienten selbst empfinden Pflegende daher medizinische Entscheidungen oft als unausgewogen. Und sicher teilen viele Pflegende die Erfahrung der Autoren, daß sie in konkreten Einzelsituationen von Ärzten abgewiesen werden, wenn sie psychische oder soziale Aspekte besser gewürdigt wissen wollen.

Auch die Sterbepraxis selbst wird erheblich durch den Fortschritt in der Pharmakologie und in der Medizintechnik beeinflußt. Der eintretende Tod läßt sich immer weiter aufschieben. Der Tod ist nicht mehr – wie in früheren Jahrhunderten – ein kaum zu steuerndes Schicksalsereignis, er wird immer mehr zu einer Entscheidungsgröße für die behandelnden Mediziner und Pflegekräfte. Soll noch einmal reanimiert werden, obwohl die physiologischen Indikatoren dagegensprechen? Sollen lebensverlängernde Maßnahmen abgesetzt werden, um dem Patienten die Chance auf einen von außen unbeeinflußten Tod zu geben? Rechtfertigt das hohe Risiko eines apallischen Syndroms eine Entscheidung zuungunsten der Lebensverlängerung?

Hier stellt sich die Frage, inwieweit betroffene Angehörige der Gesundheitsberufe – und dies betrifft nicht nur die Pflegeberufe – kompetent genug sind, entsprechende Entscheidungen zu fällen. Des weiteren stellt sich die Frage der berufsgruppenübergreifenden Problemlösefähigkeit, von der man unseres Erachtens nicht zu viel erwarten sollte. Jede Pflegekraft weiß um die Kommunikationsprobleme zwischen Pflege und Medizin. Die Entscheidbarkeit des Todeszeitpunktes wirft immense ethische, d.h. entscheidungsrelevante Fragen auf, die im Detail weiter unten in diesem Kapitel behandelt werden.

Demographische Entwicklung

Ob grundlegende Einwände gegen diese Entwicklung angebracht sind, kann mit Fug und Recht bezweifelt werden, denn jeder Mensch, der in einer entsprechenden Patientensituation steckt, möchte möglichst viel von den Errungenschaften der Medizin profitieren. Darüber hinaus hegt wohl ein jeder von uns den Wunsch, möglichst lange und möglichst gesund zu leben. Aber diese Tendenzen haben natürlich ihren Preis: die Patienten werden immer älter. Nach einer Prognose der Organisation für wirtschaftliche Zusammenarbeit und Entwicklung (OECD) steigt der Anteil der über 65jährigen Menschen in Deutschland von 15 % im Jahre 1980 auf über 25 % im Jahre 2030. Die durchschnittliche Lebenserwartung beträgt derzeit 72,9 Jahre für Männer und 79,3 Jahre für Frauen. (Stat. Bundesamt nach Fischer Weltalmanach 1996, 227) Im Vergleich zum Anfang der 1980er Jahre bedeutet dies eine Zunahme von ungefähr fünf Jahren.

Im wesentlichen ist dieser Zuwachs auf zwei Faktoren zurückzuführen: die Vermehrung und Verbreiterung des gesellschaftlichen Wohlstandes und den administrativen Einsatz hygienischer Maßnahmen (McKeown 1982). Beides führte zu einer verminderten Säuglingssterblichkeit, die aus epidemiologischer Sicht zur Alterszunahme erheblich beiträgt. Der medizinische Fortschritt schließlich hat im Verbund mit verbesserten Lebensbedingungen seinen Teil dazu beigetragen, daß früher tödliche Krankheiten heute eher chronisch-degenerativ überlebt werden (Köck 1996). Die Auswirkungen dieser Entwicklung sind in jedem Krankenhaus zu beobachten. Internistische Stationen in Kliniken der Grundversorgung gleichen schon länger eher Altenheimen als dem Bild eines Akut-Krankenhauses. Dies wäre an sich nicht zu beklagen, es muß aber bezweifelt werden, daß auf diesen Stationen dem langfristigen und umfassenden Pflegebedarf der Patienten ausreichend Rechnung getragen wird.

Allein durch die Vielzahl der Patienten mit hohem oder höchstem Alter erwachsen früher in diesem Ausmaß nicht gekannte Anforderungen an das Pflegepersonal.

Das bedeutet, die Patienten sind im Vergleich zu früheren Jahren erheblich kranker, der Therapie-, insbesondere aber der Pflegeaufwand sind erheblich größer geworden. Allein durch die Vielzahl der Patienten mit hohem oder höchstem Alter erwachsen früher in diesem Ausmaß nicht gekannte Anforderungen an das Pflegepersonal. Denn die Patienten werden zwar älter, dies heißt jedoch nicht, daß sie auch im hohen Alter noch die gleiche Vitalität an den Tag legen können. Nach einer repräsentativen Studie für die Stadt Mannheim steigt der Anteil (Prävalenz) der Pflegebedürftigen in der Altersgruppe der 65- bis 69jährigen von 1,3 % auf 40,8 % in der Altersgruppe der über 90jährigen. Insgesamt wurde für 7,3 % aller über 65jährigen Einwohner Mannheims eine Pflegebedürftigkeit errechnet (Bickel 1996). Für die Pflegetätigkeit hat dies schwerwiegende Konsequenzen: Vor allem in der Grundpflege stellen sich mit zunehmenden Alter immer schwerer zu lösende Probleme ein. Die Mitwirkungsfähigkeit des Patienten bei grundlegenden Pflegeverrichtungen nimmt mit steigendem Alter erheblich ab.

Daneben stoßen wir im Rahmen der stetigen Veralterung der Gesellschaft auf zunehmend mehr Patienten, die gleichzeitig an mehreren Organen erkrankt sind (Multimorbidität). Zur altersbedingten Krebserkrankung gesellt sich nicht selten ein altersbedingter Diabetes oder ein ebenso altersbedingter hirnorganischer Abbauprozeß. In der eben zitierten Mannheimer Untersuchung wurde für 5,9 % aller Menschen über 65 Jahre eine mittelschwere bis schwere Demenz ermittelt. Der Anteil (Prävalenz) stieg von 0,7 % in der Altersgruppe der 65- bis 69jährigen auf 28,5 % in der Altersgruppe der über 90jährigen (Bickel 1996). Durch diese Mehrfacherkrankungen entstehen zusätzliche Belastungen für die Pflege. Kann man einem hochbetagten Diabetes-Patienten die Handhabung der notwendigen Medikamente noch eben mit Mühe vermitteln, so stellt sich dies bei gleichzeitiger hirnorganischer Komponente als mehr oder weniger unmöglich heraus. Die Zunahme der Selbstpflege-Defizite bedeutet selbstverständlich entsprechenden Mehraufwand in der Pflege.

Und noch einen weiteren Effekt der Veralterung gilt es nicht zu vergessen. Viele alte und sehr alte Patienten müssen den Verlust von (Ehe-)Partnern, Verwandten und Freunden hinnehmen. Auch dieser Punkt hat einen direkten Einfluß auf die Pflege. Zum einen verlieren diese Patienten damit ihren sozialen Rückhalt. Aus verschiedenen sozialwissenschaftlichen Untersuchungen wissen wir um die positive Funktion der sozialen Unterstützung bezüglich der Prognose der Genesung und den Selbstpflege-Fähigkeiten (Badura 1993, Waller 1995). Soziale Isolation und Vereinsamung bewirken dagegen Tendenzen zur Selbstaufgabe; den betroffenen Patienten fehlt das Ziel, für das sie wieder gesunden wollen. Und nicht zuletzt bewirkt der Verlust von Lebenspartnern oft den Wunsch nach dem Tod. Viele Menschen definieren ihren „Lebenssinn" in Relation auf ihre nächsten Bezugspersonen.

Zum zweiten hat der Verlust von Bezugspersonen zur Folge, daß potentielle Pflegepersonen fehlen. Wenn Verwandte und Freunde diesbezüglich ausfallen, ist der Patient auf professionelle Pflege – sei sie ambulant oder stationär – existentiell angewiesen. Pflege muß also gesellschaftlich entsprechend organisiert sein und zur Verfügung stehen. Die relativ lange Verweildauer alter Menschen auf internistischen, neurologischen oder psychiatrischen Abteilungen war in der Vergangenheit oftmals dem Umstand fehlender Einrichtungen und Betreuungsmöglichkeiten geschuldet. Ob die neuen Formen der Pflege im Rahmen der Pflegeversicherung für die

Bundesrepublik hier Abhilfe schaffen, bleibt einer späteren Beurteilung überlassen.

Aus dem Verlust von Bezugspersonen resultieren drittens Anforderungen an die Pflegekräfte in diesen Einrichtungen. Fehlen die früheren Partner, dann müssen Mitarbeiter aus der Pflege hier einspringen; sie werden gewissermaßen zu „Ersatzpartnern". Dies stellt nicht wenige Pflegekräfte vor große Probleme und Überforderungen, haben sie es in der Regel doch nirgendwo gelernt, mit engen Beziehungen zu ihren Patienten umzugehen und diese gleichzeitig auf eine professionelle Basis zu stellen.

Finanzprobleme des Gesundheitswesens

Die Entwicklung des Gesundheitswesens und seiner technischen Möglichkeiten fordert ihren Preis jedoch nicht nur hinsichtlich der Pflege- und Sterbepraxis, sie fordert ebenso ihren ganz realen Preis in Geld. Unter diesem Gesichtspunkt ist der Fortschritt in der Medizin nicht ganz zu Unrecht schon einmal als „Fortschrittsfalle" beschrieben worden (Krämer 1989). Anstelle der üblichen Annahme, der Fortschritt in der Medizin beseitige Leiden, muß man sich heute der Tatsache stellen, daß die moderne Medizin – gerade weil sie so erfolgreich ist – das Leiden systematisch produziert, wodurch die Kosten des Gesundheitswesens gleich doppelt steigen. Einmal fehlen teure medizinisch-technische Großgeräte wie Computertomographen heute in kaum einem Krankenhaus der Regelversorgung, und zum zweiten wird durch den Erfolg die demographische Entwicklung mit ihren beschriebenen Folgen weiter gefördert.

Im Ergebnis stiegen die Ausgaben für Gesundheit in den alten Bundesländern von 69,7 Mrd. DM im Jahre 1970 auf 369 Mrd. DM im Jahre 1992. Damit verzeichnete das Gesundheitswesen einen deutlichen überproportionalen Zuwachs im Vergleich zur übrigen wirtschaftlichen Entwicklung. Während das gesamte Bruttoinlandsprodukt (die Gesamtheit der wirtschaftlichen Leistungen) in diesem Zeitraum um 317 % stieg, nahmen die Gesundheitsausgaben um 430 % zu (BMG 1995, 289). Ähnliche Steigerungen der Gesundheitsleistungen und ähnliche Anstrengungen zur Kostenreduktion sind in nahezu allen anderen westlichen Staaten zu beobachten.

Im Rahmen der Beschreibung der gesellschaftlichen Umfeldbedingungen von Patiententötungen und Gewaltanwendungen gegen Patienten darf natürlich dieser entscheidende Faktor nicht vergessen werden. Während in den ersten Jahrzehnten nach dem Zweiten Weltkrieg der Ausbau des Gesundheitswesens zum Selbstverständnis sämtlicher westlicher Demokratien zählte, gehört dieser Bereich nunmehr zu denjenigen sozialen Feldern, die unmittelbaren Einsparungszwängen unterworfen werden.

Die Pflege gehörte in der Vergangenheit in der Regel zu den Professionen, die weder ein hohes Ansehen besaßen, nicht über ausreichend Stellen verfügten, noch genügend Personal für sich rekrutieren konnten. Das Schlagwort des „Pflegenotstandes" beherrschte über Jahre hinweg die Szenerie. Die finanziellen Investitionen in die Pflege der letzten Jahre (Pflege-Personalregelung) sind vor allem vor dem Hintergrund des Pflegenotstandes der achtziger Jahre zu sehen.

In der Bundesrepublik Deutschland beginnt die Pflege sich in jüngster Zeit als eigenständiger Beruf und als eigenständige Wissenschaftsdisziplin zu etablieren (hierzu mehr im Kapitel über den Pflegeberuf als Umfeldbedingung). Die Erwartungen vieler Pflegekräfte an diese neue Entwicklung sind hoch, sie setzt allerdings auch eine entsprechende finanzielle Unterstützung voraus, beispielsweise für grundlegende Fort- und Weiterbildungen oder für Stellen, die spezielle Aufgaben für den Pflegedienst einer Klinik versehen, etwa die Einführung innovativer Pflegekonzepte, EDV-Entwicklung oder Qualitätssicherung. Fatal an dieser Situation ist die Tatsache, daß nun erstmalig die entsprechenden Konzepte bereitstehen, um die Pflege professioneller zu gestalten, nun aber die Mittel zur Umsetzung fehlen.

Als zweiter Punkt soll in diesem Zusammenhang auf die Tatsache hingewiesen werden, daß es schon in der jüngsten

Vergangenheit aufgrund unzureichender finanzieller Mittel nicht immer leicht war, angemessene Pflegeeinrichtungen für alle betroffenen Patienten zu finden. Viele Patienten mußten unter ungeeigneten Bedingungen gepflegt werden; Altenheime und gerontopsychiatrische Abteilungen wurden nicht selten zu Sammelbecken, in denen sich auch jüngere Patienten mit Multipler Sklerose oder mit alkoholbedingten Abbauprozessen wiederfanden. Daß unter solchen, z.T. menschenunwürdigen Bedingungen der Wunsch nach dem eigenen Tod aufkommen kann, liegt nahe. Schließlich kann auch unter den Mitarbeitern das Bild entstehen, hier werde vor dem Hintergrund finanzieller Knappheit institutionell Leiden produziert, das nicht mehr zumutbar sei.

Die Finanzprobleme des Gesundheitswesen stellen darüber hinaus das Gesundheitswesen insgesamt vor ethische Probleme, und diese ethischen Probleme hängen zumindest indirekt mit unserer Thematik zusammen. Die Ausweitung des Leistungsumfangs des Gesundheitswesens soll auf Dauer nicht in der bislang gewohnten Weise finanziert werden. Es wird auf Dauer politisch nicht durchsetzbar sein, alle machbaren Leistungen des Gesundheitswesens für alle Betroffenen zu finanzieren. Die durchaus schon in die Diskussion gebrachte Rationierung gesundheitlicher Leistungen für ältere Menschen kann den Eindruck erwecken, als „verdienten" ältere Menschen die Unterstützung durch das Gemeinwohl nicht mehr. Weiterhin kann bei Mitarbeitern des Gesundheitswesens die Idee aufkommen, der Tod alter und sehr kranker Patienten, die ohnehin nur noch über schlechte Genesungschancen verfügen, sei im Sinne des Sparzwanges, der in dieser Branche seit geraumer Zeit herrscht. Mit anderen Worten, die Tötung alter und sehr kranker Menschen sei legitimiert durch die Finanzprobleme des Gesundheitswesens.

Es wird auf Dauer politisch nicht durchsetzbar sein, alle machbaren Leistungen des Gesundheitswesens für alle Betroffenen zu finanzieren.

Natürlich wird dieser potentielle Effekt von niemandem gewünscht, geschweige denn gezielt angestrebt. Allerdings müssen bei der Einführung von Rationierungen im Gesundheitswesen auch solche nichtbeabsichtigten Nebenwirkungen mit berücksichtigt werden.

Soziale Ausgrenzung des Sterbens und des Leidens

Tod und Sterben gehören zu den existentiellen Problemen, die jeder Mensch individuell zu bearbeiten hat. Sicherlich ist die Verdrängung des Todes ein weitverbreiteter Lösungsmechanismus. Nur die wenigsten setzen sich ausführlich mit der unvermeidlichen Tatsache auseinander und finden eine Einstellung zum Tode und zum Sterben. Zu bedrohlich erscheint die Vorstellung, Abschied von dieser Welt und den nahestehenden Menschen zu nehmen, ganz zu schweigen von der Idee, möglicherweise nicht mehr zu existieren.

Neben dieser individuellen Ausgrenzung müssen wir aber auch die soziale Ausgrenzung des Todes oder, genauer gesagt, des Sterbens aus unserem Leben konstatieren (Elias 1990). Damit ist auf einer ganz basalen Ebene gemeint, daß das Sterben keinen Platz mehr in unserer Alltagswelt einnimmt (Ariès 1980). Während in früheren Jahrhunderten sterbende Menschen in der Regel zu Hause gepflegt und von der Familie begleitet wurden, erfahren die Menschen heute nur noch selten das Sterben eines anderen. Von wenigen ländlichen Gebieten abgesehen, in denen die terminale Familienpflege noch üblich ist, findet das Sterben heute in der Regel isoliert im Krankenhaus oder im Heim statt.

Mit dem Rückgang des Sterbens zu Hause dünnt die früher verbreitete Sterbekultur aus. Das Sterben und seine Folgen war eingebettet in soziale Bräuche und Riten. So half einem beispielsweise die Nachbarschaft über viele praktische und emotionale Begleitprobleme des Todes eines nahen Angehörigen hinweg. In der modernen Gesellschaft stehen solche Mechanismen nurmehr in reduzierter Zahl und Form zur Verfügung. Die Bewältigung des Todes und des Sterbens eines Angehörigen wird zur mehr oder weniger ausschließlichen Leistung der einzelnen Person. Während das Sterben früher in die alltägliche Lebenswelt eingebettet war, werden heute viele junge Menschen, die den Pflegeberuf ergreifen, im Krankenhaus oder im Altenheim erstmalig mit dem Tod

Die Bewältigung des Todes und des Sterbens eines Angehörigen wird zur mehr oder weniger ausschließlichen Leistung der einzelnen Person.

konfrontiert. Die individuelle Überforderung in dieser Situation braucht wohl nicht deutlicher herausgestellt zu werden.

Mit den beschriebenen Veränderungen hängt die heute nicht mehr selbstverständliche soziale Sinngebung des Todes zusammen (Nassehi & Weber 1989). In früheren Gesellschaften korrespondierte das mehr oder weniger öffentliche Sterben mit einer Sinngebung, die dem Tod mehr oder weniger eine klare Funktion zuweisen konnte. Der Tod war eine Bedingung des sozialen Generationenwechsels. Alte Menschen mußten Platz machen für die jüngere Generation. Alte Menschen hatten eine Leitungsfunktion innerhalb der Familien inne. Diese Leitungsfunktion konnten sie in aller Regel zu Lebzeiten nicht verlieren. Die Ablösung der Leitung war zumeist an den Tod gebunden.

Darüber hinaus war mit dem Tod nicht alles beendet. Die früher eher selbstverständliche und weniger hinterfragte Religiosität war eine entscheidende Hilfestellung in diesem Zusammenhang. Es gab in den dominanten Religionen und Kosmologien zwar nicht überall ein Leben nach dem Tode, zumindest aber ein – wie immer auch geartetes – Weiter. In diesem Sinne war das Sterben bzw. der Tod nur ein Durchgangsstadium zu einem anderen Zustand. Mit dem Tode war solchermaßen nicht ein bedrohliches Ende verbunden, der Tod hatte einen Sinn und eine Funktion, die den Betroffenen das Akzeptieren des Unvermeidlichen erleichterte.

Des weiteren war der Tod in früheren Zeiten nicht etwas, dem man sich über medizinische Eingriffe entziehen konnte. Ein drohender Tod war kein zu lösendes Problem, denn es gab nur wenige Handlungsmöglichkeiten, mit denen dem Sterben etwas entgegengehalten werden konnte. Ein Sich-Aufbäumen gegen den Tod, eine Nicht-Akzeptanz des Sterbens war sinnlos, da keine Alternativen existierten. Man mußte sich dem Sterbeprozeß fügen – was natürlich nicht bedeutet, daß individuell nicht gegen den Tod gekämpft wurde.

Ohne in sozialromantische Nostalgie zu verfallen, muß konstatiert werden, daß die massiven sozialen Veränderungen der Modernisierung der Gesellschaft auch hier ihre tiefen

Spuren hinterlassen haben. So wird heute nicht mehr im Kreise der Familie gestorben, und es gibt auch keine Leitungsfunktion älterer Menschen mehr, die weiterzureichen ist. Außerdem ist durchaus fraglich, ob dem Tod überhaupt noch irgendetwas folgt. Die moderne Naturwissenschaft hat den Tod – um ein Wort des Soziologen Max Weber aufzugreifen – vollkommen „entzaubert". Sinn im Tode zu finden, ist heute weitgehend eine individuell zu beantwortende Frage. Ob man daran glaubt, daß es nach dem Tod irgendwie weitergeht, ist heute zur individuellen Entscheidung geworden. Somit ergeben sich aus dieser Frage immer neue Unsicherheiten. Die moderne Medizin tut ein übriges, um die alten Gewißheiten des Todes zu vertreiben. Unter den Bedingungen der hochtechnisierten Intensivmedizin ist der Tod – wie oben schon festgestellt wurde – in einigen Fällen zur Verfügungsmasse geworden. Es ist möglich, den Tod immer weiter hinauszuzögern, er ist in die Entscheidungsgewalt der behandelnden Mediziner und Pflegekräfte gefallen.

Eine ähnliche Funktion wie der Tod insgesamt hatte auch das Leiden, das zwar nicht immer, aber doch oftmals mit dem Sterbeprozeß verbunden ist. Ebenso wie dem Tod wurde dem Leiden früher ein Sinn abgewonnen. In vielen religiösen Einstellungen wird das Leiden gewissermaßen als Prüfung für den wahren Glauben aufgefaßt. So ist der Bibel zu entnehmen, daß das Leiden Gottvertrauen erproben bzw. schaffen soll. So wird nicht nur dem Tod, sondern auch den vorausgehenden Schmerzen, Ängsten und Entbehrungen ein Sinn zugesprochen, der das Schicksal duldsamer ertragen läßt.

Ebenso wie dem Tod wurde dem Leiden früher ein Sinn abgewonnen.

Vor allem die Einstellung dem Schmerz gegenüber hat sich bis heute grundlegend gewandelt. Schmerz gilt nunmehr als zu vermeidende Begleiterscheinung schwerer Erkrankungen. Der Schmerzvermeidung gelten heute vielfältige Anstrengungen. Die Palliativmedizin hat auf diesem Gebiet entscheidende Entwicklungen angestoßen. Noch vor Jahren wäre es undenkbar gewesen, in so breitem Rahmen wie gegenwärtig mit Opiaten gegen schwerste und terminale Schmerzen vorzugehen. In ähnlicher Weise werden heute auch Angstzustände und Depressionen betroffener Patienten mit psychopharmakologischen Substanzen behandelt.

In diesem Zusammenhang darf aber ein wichtiger Nebeneffekt der Palliativmedizin nicht übersehen werden. So notwendig und lobenswert die Schmerz- und Angstlinderung aus Sicht der Patienten und aus Sicht der Mitarbeiter auch ist, so nährt die Palliativmedizin gleichzeitig Erwartungen von Patienten und Mitarbeitern, die sie restlos wohl nicht einlösen kann. Bestimmte Leidenszustände lassen sich pharmakologisch nicht vollkommen beherrschen, es sei denn um den Preis eines künstlichen Dämmerzustandes der Patienten (und möglicherweise letalen Folgen). Diese Tatsache soll hier keinesfalls kritisiert werden, es soll lediglich darauf hingewiesen werden, daß der Schmerz aus der Sicht der Patienten als auch für Mitarbeiter immer unzumutbarer wird. Im Gegensatz zu noch nicht lange zurückliegenden Jahrzehnten gibt es heute akzeptierte Alternativen im Umgang mit Schmerzen. Das Wissen um diese Alternativen kann auf beiden Seiten den Wunsch nach hohen Medikamenten-Dosierungen aufkommen lassen. Besonders problematisch wird dann aber die Situation, in der Schmerz mit noch so hohen Dosierungen nicht beherrscht werden kann. In solchen Situationen wird – absolut nachvollziehbar – häufig der von außen herbeigeführte Tod als einzig möglicher Ausweg gesehen.

Pluralistische Normen und Werte in der modernen Gesellschaft

Die Tatsache, daß viele der hier angesprochenen Probleme gegenwärtig kontrovers diskutiert werden, verweist auf unüberbrückbare Einstellungsunterschiede in modernen Gesellschaften. Während in vergangenen Zeiten normalerweise nur eine korrekte Lesart solcher Probleme vorherrschte, nämlich die in der Regel religiös gestützte Sichtweise, hat sich dieser Sachverhalt ebenfalls grundlegend gewandelt. In der Gegenwartsgesellschaft kann keine Rede mehr davon sein, daß es nur noch eine Sichtweise auf die hier behandelten fundamentalen menschlichen Probleme gibt. Wir sehen uns heute konfrontiert mit einer Vielzahl von Meinungen, Einstellungen und Sichtweisen; viele ehedem klare Verhältnisse gestalten sich kompliziert und unübersichtlich.

Es kann hier nicht die Stelle sein, an der die Ursachen für diese Entwicklung entschlüsselt werden. Es sei nur so viel angemerkt, daß die auseinanderfallenden Perspektiven sicherlich etwas mit den auseinanderdriftenden sozialen Sphären der Gesellschaft zu tun haben. Oben wurde schon festgestellt, die moderne Gesellschaft sei keine Einheit mehr. Sie splittert sich stattdessen auf in verschiedene soziale Handlungsfelder (z.B. Politik, Wirtschaft, Medizin) die untereinander kaum noch die gleiche Sprache sprechen. Und der Staat ist nicht mehr in der Lage, hier eine Führungsrolle einzunehmen. Ähnliches ist bei der Entwicklung sozialer Milieus zu beobachten. Die Lebensfelder streben auseinander, Angehörige diverser Lebensstile stehen sich feindlich gegenüber, zwischen Generationen und Geschlechtern herrscht Sprachlosigkeit.

Vor diesem Hintergrund kann nicht erwartet werden, daß in grundlegenden Fragen Einigkeit herrscht. Man mag dies bedauern und eine Rückkehr zu alten Verhältnissen fordern. Es gibt durchaus auch gegenwärtig sozialphilosophische Positionen, die solches einfordern, etwa religiös-fundamentalistische Sichtweisen (auch christliche) oder in abgeschwächter Form der sogenannte Kommunitarismus, der gemeinschaftliche Tugenden gegenüber dem einzelnen stark machen will. Jedoch erscheinen die damit verbundenen Kosten zu hoch, wenn man diese Rückkehr überhaupt für möglich erachtet. Sie würde die Aufgabe der Individualität bedeuten, den Verlust persönlicher Freiheit zugunsten eines wie auch immer gearteten Gemeinwillens. Darüber hinaus muß ernsthaft bezweifelt werden, ob eine solche Wende überhaupt praktikabel ist. Es spricht vieles dafür, daß das Auseinanderdriften sozialer Sphären, Normen und Werte unabdingbar mit der Lebensweise in der modernen Gesellschaft verbunden ist.

Die Vielzahl religiöser, esoterischer und politischer Sekten offenbart gleichwohl die Suche vieler Menschen nach Eindeutigkeit und Klarheit in dieser Situation. Es fällt es nicht jedem oder jeder leicht, sich in der Vielfalt (für manche ist es Chaos) der modernen Gesellschaft zurechtzufinden (Berger, Berger, Kellner 1987; Bauman 1991). Wenngleich diese Vielfalt für viele nicht leicht zu akzeptieren ist, so kommt man doch nicht umhin, sich damit zu arrangieren, denn ernstzunehmende Alternativen sind weder in Sicht, noch sind sie zu erwarten. Ebenso schwer zu akzeptieren ist wahrscheinlich eine Folge dieser Entwicklungen, daß nämlich die Entscheidungslast dem Individuum überlassen wird. Es gibt keine Instanz, keine Person mehr, die einem die Last abnimmt und den rechten Weg weist. Alle moralischen Großinstanzen, seien sie religiöser, politischer oder anderer Art sind entweder moralisch diskreditiert oder nicht mehr in der Lage diese Wegweisungsfunktion verbindlich zu übernehmen.

Es existieren konkurrierende Werte und Normen, die es sowohl den betroffenen Entscheidungsträgern als auch den Patienten nicht gerade leicht machen.

So kommt es, daß auch bezüglich der „letzten" Dinge konkurrierende Werte und Normen existieren, die es sowohl den betroffenen Entscheidungsträgern als auch den Patienten nicht gerade leicht machen (Richter 1994; Bauman 1995). Die Pluralisierung der Einstellungen hat auch auf der Seite der Patienten ihre Spuren hinterlassen. Es existiert nicht mehr die einzig gültige Einstellung zum Sterben, nämlich diese Tatsache zunächst in die Hände der Mediziner und anschließend in die Hände eines Gottes zu legen. Tod und Sterben als medizinische Praxis werden heute ebenso skeptisch beurteilt wie weitere große Teile der Medizin bzw. die Medizin insgesamt. Genauso wie die Medizin insgesamt heute nicht mehr als sakrosankt durch die Patienten erlebt wird, steht die medizinische Todespraxis zur Diskussion. Behandlungsvereinbarungen und -testamente über den Abbruch aussichtsloser Therapien und lebensverlängernder Maßnahmen sind Symptome der Skepsis, die dem Sterben im modernen Krankenhaus begegnet.

Auf Seiten der Mediziner stellt sich diese Situation nicht minder kompliziert dar. Da gibt es den Wert des Lebens, bzw. die Norm, nicht zu töten und den Tod nicht zu beschleunigen. Daneben hat sich im Laufe der vergangenen Jahre aber die Norm, Leiden nicht zuzulassen zu einer mindestens ebenso starken moralischen Vorschrift entwickelt. In der Konsequenz kann ein echtes ethisches Dilemma entstehen. Es gibt Situationen, in denen sich Mitarbeiter des Gesundheitswesens entscheiden müssen: Leben- und Leidenlassen oder Sterbehilfe und Abschaffen des Leidens – vorausgesetzt, der Wunsch des Patienten ist eindeutig.

Damit zusammen hängt ein weiteres Dilemma, nämlich das (alte philosophische) Problem von Handlung und Unterlassung (Johnson 1993; Dines, 1995). Kommt es auf das Ergebnis an? Dann gäbe es keine Differenz zwischen Handlung und Unterlassung. Oder kommt es auf die damit verbundene Norm an? Dann muß sehr wohl zwischen Handlung und Unterlassung unterschieden werden. Was unterscheidet aktives Handeln in Richtung Sterbehilfe von der Unterlassung lebensverlängernder Maßnahmen bei eindeutig schlechter Prognose? Ist Handlung nur dann moralisch zu rechtfertigen, wenn sie lebensverlängernd wirkt und nicht dann, wenn sie Leiden durch Sterbehilfe beendet? Ist Unterlassen dann verwerflich, wenn sie nicht-lebensverlängernd wirkt und nicht dann, wenn sie länger leiden läßt?

Diese und andere Fragen (Muß in jedem Fall das geltende Recht beachtet werden oder gibt es Situationen, in denen das Wohlergehen des Patienten über dem Recht steht?) muß jede und jeder in entsprechenden Situationen für sich selbst beantworten. Solch kaum lösbaren Entscheidungen werden einem nicht abgenommen. Denn auch die Entscheidung, nicht zu entscheiden, hat Konsequenzen für den Patienten: Er stirbt durch Unterlassung oder er leidet weiter durch Unterlassung. Man kann also in solchen Situationen – um ein Wort des Kommunikationstheoretikers Paul Watzlawick abzuwandeln – nicht nicht entscheiden, jedenfalls nicht aus Sicht des betroffenen Patienten.

Die Euthanasie-Diskussion

Es sollte deutlich geworden sein, wie sehr sich mit den gesellschaftlichen Veränderungen der vergangenen Jahrzehnte die Einstellungen gegenüber vielem, was vormals als selbstverständlich und fraglos galt, gewandelt haben. Dieser Einstellungswandel gegenüber alten Gewißheiten betrifft nahezu sämtliche gesellschaftliche Institutionen, er betrifft insbesondere aber die Medizin, das Gesundheitswesen und zusammenhängende Bereiche (Williams & Calnan 1996; Richter 1997). So wird beispielsweise die früher vorhandene Autorität des Arztes gesellschaftlich nicht mehr akzeptiert. Therapien, Mediziner und Therapeuten werden vielfach hinterfragt und bei Nicht-Gefallen gewechselt.

Sterben, Sterbehilfe, assistierter Suizid sind in der Vergangenheit niemals öffentlich diskutiert worden, weil der gesamte Themenkomplex eindeutigen sozialen und rechtlichen Regelungen unterlag.

Ein konkretes Beispiel für den Einstellungswandel bzw. für den beschriebenen Normen- und Wertepluralismus moderner Gesellschaften ist die in der westlichen Welt geführte jüngere Euthanasie-Diskussion (Sommerville 1996). In den letzten Jahren wird insbesondere in der bundesdeutschen Öffentlichkeit eine erbitterte Auseinandersetzung um dieses Thema geführt. Die Tatsache, daß diese Diskussion überhaupt geführt wird, macht den Wandel deutlich. Sterben, Sterbehilfe, assistierter Suizid sind in der Vergangenheit niemals öffentlich diskutiert worden, weil der gesamte Themenkomplex eindeutigen sozialen und rechtlichen Regelungen unterlag. Heute sind solche Diskussionen nicht nur möglich, sondern – mit der Zunahme schwieriger Entscheidungssituationen – mehr denn je auch notwendig geworden. So hat kürzlich der Bundesgerichtshof die Verabreichung palliativer Medikamente auch dann für rechtmäßig erklärt, wenn damit ein frühzeitiger Tod in Kauf genommen wird.

Im deutschsprachigen Raum dreht sich die Diskussion um Sterbehilfe und Euthanasie insbesondere um die Thesen des australischen Philosophen Peter Singer. Singer vertritt eine philosophische Richtung, die im angloamerikanischen Bereich ihre Wurzeln hat, den Utilitarismus. Es handelt sich dabei um den Versuch, eine Ethik zu begründen, die allein vom Menschen und seinen Bedürfnissen und Interessen ausgeht. Außerweltliche Begründungsinstanzen wie die Religion werden strikt abgelehnt. In dieser Ethik spielt die Nützlichkeit einer Handlung für das individuelle wie für das kollektive

Wohlergehen eine zentrale Rolle. Ziel dieser Denkweise ist die Maximierung des Glücks für eine möglichst große Anzahl von Menschen. Abweichend vom klassischen Utilitarismus versucht Singer in seine Theorie zusätzlich Präferenzen und Wünsche einzelner Menschen und Gruppen zu integrieren, die bei der Maximierung des Glücks nicht übergangen werden dürfen. Diese Wünsche müssen gewissermaßen in die Bilanzierung der Folgen einer Handlung mit eingeschlossen werden.

Im angloamerikanischen Raum, dessen Philosophie von ökonomischem Denken stark beeinflußt ist, sind solche ethischen Kosten-Nutzen-Abwägungen gang und gäbe. Hierzulande gilt die Koppelung moralischer und wirtschaftlicher Argumente als unzulässig. Dies liegt zum einen in einer vollkommen anderen philosophischen Tradition begründet, zum anderen gebietet die deutsche Geschichte besondere Sensibilität, da in der jüngeren Vergangenheit hunderttausende Menschen mit ökonomisch anmutenden Argumenten der Massenvernichtung anheimgegeben wurden. Daher werden moralische Argumente hierzulande eher höherstehenden Prinzipien entlehnt, so etwa der „Heiligkeit des menschlichen Lebens" (Lauter & Meyer 1992).

Da Singers Thesen für unsere Thematik von großem Belang sind, sollen sie im folgenden kurz beleuchtet werden. Singer hat vor allem in seinem Buch „Praktische Ethik" die These vertreten, es sei unter bestimmten Umständen vertretbar, schwerstbehinderte Neugeborene zu töten, da sie keine Chance besäßen, Eigenschaften von „Personen" zu erwerben (Singer 1984). Seiner Ansicht nach zeichnen sich „Personen" durch Autonomie, Bewußtsein und Selbstbestimmung aus. Singer führt als weitere Kriterien noch die Präferenzen der Eltern ein, die der Tötung zustimmen würden sowie das Kriterium, daß sich keine Adoptiveltern finden würden. Schwerstbehinderte Neugeborene, die beispielsweise bei einer Fehlentwickung wie Spina bifida keine Chance auf ein lebenswertes Leben in diesem Sinne selbst durch größten medizinischen Einsatz hätten, dürften unter diesen Kautelen getötet werden.

Bezüglich der Tötung behinderter, schwerstkranker und alter Menschen unterscheidet Singer zwischen unfreiwilliger und nicht-freiwilliger Tötung. Unfreiwillige Tötungen beträfen Menschen, die einer Tötung explizit widersprechen würden. Nicht-freiwillig seien dagegen Tötungen von Personen, die nicht in der Lage seien, eine Entscheidung für oder gegen die Tötung zu fällen. Beispielhaft für diese Gruppe nennt Singer die bekannten Fälle, in denen Menschen über Jahre im Koma liegen. Singer hält eine nicht-freiwillige Tötung prinzipiell für legitim; allerdings hält er auch den Einwand für gerechtfertigt, daß dadurch bei alten und schwerkranken Menschen erhebliche Ängste ausgelöst werden können. Sollte man diese Bedenken nicht ausräumen können, so Singers Schluß, dann seien nichtfreiwillige Tötungen nur bei Menschen in Betracht zu ziehen, die niemals zwischen Leben und Tod entscheiden konnten, etwa bei schwerstbehinderten Neugeborenen.

In der öffentlichen Diskussion wurden Singers durchaus differenzierte Thesen in der Regel auf den Standpunkt reduziert, behinderte Neugeborene hätten überhaupt kein Lebensrecht, und Singer wurde in die geistige Nähe des Nationalsozialismus gebracht. Hintergrund dieser scharfen Ablehnung ist seine Unterscheidung zwischen „Personen“ und „Mitgliedern der Gattung homo sapiens“. Singer definiert also – wie oben beispielhaft beschrieben – einzelne Menschen aufgrund bestimmter Kriterien als „Nicht-Personen“, deren Leben in Konsequenz weniger absoluten Schutz verdiene. Neben diesem gibt es einen zweiten Grund, Singers und ähnlich geartete Argumente abzulehnen, nämlich die Angst vor dem „Dammbruch“ oder der „schiefen Ebene“. Damit ist gemeint, daß schon der kleinste Abstrich vom grundsätzlichen unantastbaren Lebensrecht aller Menschen dazu führen kann, daß immer mehr Gruppen dieses Recht abgesprochen werden könnte. So plädierte der Behindertenvertreter Franz Christoph in seinem Buch „Tödlicher Zeitgeist“ (Christoph 1990) gegen jede Form von Euthanasiedebatte, weil damit das schützende Tabu, Lebensrechte von Menschen in Frage zu stellen, aufgehoben werde.

Zweifelsohne berühren die Argumente Singers existentielle Fragen eines jeden Menschen, und ebenso zweifelsfrei spiegeln die Gegenargumente fundamentale Grundhaltungen und -ängste wider. Jedoch können keine Lösungen für schwierige Entscheidungssituationen in der täglichen medizinischen Praxis gefunden werden, wenn die Argumente lediglich aus rigorosen moralischen Positionen bezogen werden.

Durch eine Diskursverweigerung entfallen die Entscheidungssituationen keinesfalls. Spätestens bei der Frage, ob man schwerstbehinderte Neugeborene mit allen zur Verfügung stehenden Möglichkeiten auch nur für einige, möglicherweise qualvolle Lebenswochen am Leben halten sollte, wird ein moralischer Rigorismus fragwürdig. Gleiches gilt für das Problem der Reanimation alter Menschen, deren Wunsch eben nicht in der Lebensverlängerung liegt (Hansot 1996). Eine klare Grenze zwischen Sterbehilfe und der Zurückhaltung künstlicher Lebensverlängerung ist nicht immer zu definieren, und in bestimmten Situationen verhindert moralischer Rigorismus eine akzeptable Lösung für die Betroffenen.

Außerdem ist eine sachliche Diskussion eine zentrale Voraussetzung für eine akzeptable verbindliche rechtliche Regelung der Problematik.

Unserer Ansicht nach ist es hilfreich, das Thema Sterbehilfe sachlich, differenziert und unaufgeregt zu diskutieren. Nur so wird die Entwicklung einer eigenen Haltung möglich, und außerdem ist eine sachliche Diskussion eine zentrale Voraussetzung für eine akzeptable verbindliche rechtliche Regelung der Problematik. Eine Nicht-Befassung mit der Thematik führt stattdessen eher dazu, daß ethische Urteile in medizinischen Konfliktsituationen unreflektiert gefällt werden, und dies kann weder im Sinne der Patienten noch im Sinne der Mitarbeiter sein.

Sterbehilfe muß aus dem Dunkelfeld von Intensivstationen, Pflegeheimen und häuslichen Pflegesituationen herausgeholt werden, damit die Chance zur Entscheidungsfindung besteht und Willkürhandlungen verhindert werden. Nur auf diese Weise lassen sich die damit verbundenen Überforderungssituationen, von denen in dieser Arbeit vielfach die Rede war, auch hinsichtlich der Sterbehilfeproblematik vermindern.

Schluß

Zusammenfassend kann das gesellschaftliche Umfeld von Patiententötungen und Gewalt gegen abhängige Patienten durch Pflegepersonal folgendermaßen charakterisiert werden: Es gibt eine Vielzahl von Hinweisen auf die zunehmend schwieriger werdende Pflegesituation. Sowohl die Entwicklung von Wissenschaft und Technik in der Medizin als auch die demographischen Tendenzen und die finanziellen Rahmenbedingungen haben in den vergangenen Jahren und Jahrzehnten den Druck auf die Pflege erhöht. Der emotionale wie der ethische Leistungsdruck sind erheblich gestiegen, und die Verantwortung hat immens zugenommen. Zweifelsohne konnten auch Entlastungen registriert werden, etwa im technischen Bereich oder in der Verbesserung der Stellenzahl in den letzten Jahren.

Insgesamt jedoch kann die Entwicklung dahingehend interpretiert werden, daß durch den zunehmenden Druck Überforderungen und Überlastungen von Pflegekräften erwartbar werden. Diese Kontextbedingungen können – wie eingangs schon angedeutet – zwar nicht für die Taten in dem Sinne verantwortlich gemacht werden, als sei hier der entscheidende Faktor zu suchen. Dennoch sind diese Fakten in Rechnung zu stellen, wenn man dem komplexen Tatgeschehen gerecht werden will. Gerade instabile Persönlichkeiten, wie wir sie mehrfach unter den Tätern finden, kommen mit Überforderungen und Überlastungen nur schwer zurecht.

Ähnliches gilt für die langfristigen, eher schleichenden Entwicklungen, wie sie oben für die soziale Ausgrenzung von Tod, Sterben und Leiden aus unserem Alltag dargestellt wurden. Auch diese Entwicklungen sind einer bewußten Auseinandersetzung mit den schwierigen und existentiellen Themen nicht gerade zuträglich. Möglicherweise haben gerade die Täter in diesem Punkt besondere Schwierigkeiten, die sie durch Größen- und Allmachtsphantasien kompensieren und in der Folge ihre Macht gegenüber den abhängigen Patienten mißbrauchen.

Bezüglich des Themas Sterbehilfe, bei dem der ethische Leistungsdruck immens groß ist, plädieren wir zum einen für eine sachliche Diskussion der Thematik, um den diffizilen Problemstellungen, die jeder Pflegekraft und jedem Arzt in ihrem Alltag begegnen können, gerecht zu werden. Zum anderen erhoffen wir uns baldigst klare und verbindliche rechtliche Regelungen über Sterbehilfe, die den betroffenen Mitarbeitern und Patienten die entsprechende Rechtssicherheit geben.

Literatur:

Ariès, Philippe: Geschichte des Todes. München/Wien: Hanser 1980.

Badura, Bernhard: Soziologische Grundlagen der Gesundheitswissenschaften. In: Hurrelmann, Klaus und Ulrich Laaser (Hrsg.): Gesundheitswissenschaften. Handbuch für Lehre, Forschung und Praxis. Weinheim/Basel: Beltz 1993, S. 63-87.

Bauman, Zygmunt: Moderne und Ambivalenz. Hamburg: Junius 1991.

Bauman, Zygmunt: Postmoderne Ethik. Hamburg: Hamburger Edition 1995.

Berger, Peter L., Brigitte Berger, Hansfried Kellner: Das Unbehagen in der Modernität. Frankfurt/M./New York: Campus 1987.

Bickel, H.: Pflegebedürftigkeit im Alter: Ergebnisse einer populationsbezogenen retrospektiven Längsschnittstudie. Das Gesundheitswesen, Band 58 (1996), Sonderheft 1, S. 56-62.

BMG: Daten des Gesundheitswesens, Ausgabe 1995, Schriftenreihe des Bundesministeriums für Gesundheit. Baden-Baden: Nomos 1995.

Christoph, Franz: Tödlicher Zeitgeist. Notwehr gegen die Euthanasie. Köln: Kiepenheuer und Witsch 1990.

Corbin, Juliet M. und Anselm L. Strauss: Weiterleben Lernen. Chronisch Kranke in der Familie. München: Piper 1993.

Dines, Alison: Does the distinction between killing and letting die justify some forms of euthanasia? Journal of Advanced Nursing, Band 21 (1995), S. 911-916.

Elias, Norbert: Über die Einsamkeit der Sterbenden in unseren Tagen. Frankfurt/M.: Suhrkamp 1990.

Fischer Weltalmanach 1996, Frankfurt: S. Fischer 1995.

Hansot, Elisabeth: A letter from a patient's daughter. Annals of Internal Medicine, Band 125 (1996), S. 149-151

Johnson, Kath: A moral dilemma: Killing and letting die. British Journal of Nursing, Band 2 (1993), S. 635-640.

Köck, Christian M.: Das Gesundheitssystem in der Krise: Herausforderung und Wandel für System und Organisation. In: Heimerl-Wagner, Peter und Christian M. Köck (Hrsg.): Management in Gesundheitsorganisationen. Strategien, Qualität, Wandel. Wien: Ueberreuter 1996, S. 17-71.

Krämer, Walter: Die Krankheit des Gesundheitswesens. Die Fortschrittsfalle der modernen Medizin. Frankfurt/M.: S. Fischer 1989.

Lauter, H. und J. E. Meyer: Die neue Euthanasie-Diskussion aus psychiatrischer Sicht. Fortschritte der Neurologie und Psychiatrie, Band 60 (1992), S. 441-448.

McKeown, Thomas: Die Rolle der Medizin. Frankfurt/M.: Suhrkamp 1982.

Nassehi, Armin und Georg Weber: Tod, Modernität und Gesellschaft. Entwurf einer Theorie der Todesverdrängung. Opladen: Westdeutscher Verlag 1989.

Richter, Dirk: Existentialism and Postmodernism – Continuities, breaks, and some consequences for medical theory. Theoretical Medicine, Band 15 (1994), S. 253-265.

Richter, Dirk: Lifestyles – Different cultural pathways to alternative medicine, in: Olesen, Søren Gosvig, Bent Eikard, Palle Gad und Erling Høg (Hrsg.): Studies in Alternative Therapy 4: Lifestyle and Medical Paradigms. Odense: Odense University Press 1997, S. 27-42.

Singer, Peter: Praktische Ethik. Stuttgart: Reclam 1984.

Sommerville, Margret A.: Genetics, reproductive technologies, euthanasia and the search for a new societal paradigm (Editorial). Social Science and Medicine, Band 42 (1996), S. IX-XII.

Waller, Heiko: Gesundheitswissenschaft. Ein Einführung in Grundlagen und Praxis. Stuttgart: Kohlhammer 1995.

Williams, Simon J. und Michael Calnan: The „limits" of medicalization? Modern medicine and the lay populace in „late" modernity. Social Science and Medicine, Band 42 (1996), S. 1609-1620.

Kapitel IV

Organisatorische Rahmenbedingungen

Gesellschaftliche Rahmenbedingungen beeinflussen das Auftreten und die Wahrscheinlichkeit von Patiententötungen und Gewalt gegen abhängige Patienten nicht unerheblich. Allerdings ist nicht zu erwarten, daß die im vorhergehenden Kapitel beschriebenen Faktoren wie der demographische Wandel unmittelbare Einwirkung auf die Pflegekräfte genommen haben und noch nehmen werden. Weitaus konkreter lassen sich dagegen die Einflüsse der organisatorischen Rahmenbedingungen fassen. Innerhalb der Organisation moderner Krankenhäuser und Pflegeheime wird das direkt erlebbar, was im vorherigen Kapitel im groben umrissen wurde, z.B. ein Überforderungserleben durch die hochtechnisierte Medizin. Innerhalb der Organisation ist also das „auszubaden", was sich als großer gesellschaftlicher Trend bemerkbar macht.

Hinzu kommen aber noch weitere einflußreiche Faktoren, die wir im folgenden näher beleuchten wollen. Da sind etwa zu nennen: der organisatorische Aufbau, der organisatorische Ablauf, somit die formellen und informellen Macht- und Abhängigkeitsverhältnisse in Kliniken. All dies wirkt sich im Verein mit den sozialen Rahmenbedingungen direkt auf die Arbeit auf der Station und mit Patienten aus. Wir gehen davon aus, daß in diesen Bedingungen ein erheblicher Faktor für die Tötungen und für die Gewalt gegen Patienten zu suchen ist. Die Arbeitsbedingungen für die Pflege in Krankenhäusern und Alten- und Pflegeheimen sind leider noch immer sehr stark durch traditionale Strukturen und überkommene, gewachsene Formen geprägt. Hier finden sich moderne Organisations- und Managementformen, die sich in erster Linie durch den Abbau von Hierarchien auszeichnen, noch viel zu selten.

Mit der Wahl des Begriffs Organisation gegenüber dem der Institution möchten wir noch einmal dem Eindruck begegnen, es gebe soziale Einrichtungen, die gewissermaßen gesamtgesellschaftliche Aufträge erhielten; dies ist oft mit dem Begriff der Institution verbunden. Stattdessen möchten wir auf die Eigendynamik moderner Organisationen hinweisen, die sich ihre Zwecke selbst formulieren und dabei gesellschaftliche Erwartungen aufgreifen. Die zeitgenössische Forschung über Organisationen stellt auch heraus, daß es sich hierbei um offene Systeme handelt, die ganz erheblich vom Austausch mit ihrer Umwelt profitieren (Weick 1985, Luhmann 1988, Bardmann 1994). Gerade Krankenhäuser unterliegen heutzutage solch großen Umwelteinflüssen (Hofer 1987), daß der Begriff der Institution hier in die Irre führen würde.

Gleichwohl ist nicht zu leugnen, daß die Beschäftigten in den Kliniken und Altenheimen ihre Tätigkeit in gewisser Weise als durch die Gesellschaft „beauftragt" sehen. Dies ist vor dem Hintergrund der fehlenden Alternativen dieser Organisationen zu sehen. Es existieren eben kaum andere Möglichkeiten der Versorgung schwerstkranker und -pflegebedürftiger Menschen. Hierdurch kann der Eindruck des Zuweisens sozialer Funktionen durch gesellschaftliche Akteure aufkommen.

Die Aufbauorganisation des modernen Krankenhauses und der modernen Pflegeeinrichtung

Einrichtungen zur Versorgung und Betreuung von kranken und alten Menschen werden eigentümlicherweise recht traditionell aufgebaut und geführt. Im Vergleich zu anderen Betrieben der Dienstleistungsbranche hat es hier in den letzten Jahren nur wenig umgesetzte Innovationen in Organisation und Management gegeben. Obwohl der gesetzliche und finanzielle Druck auf diese Einrichtungen angesichts der

Spar- und Reformbemühungen immens groß ist, orientieren sich Krankenhäuser und Heime nach wie vor an überkommenen Organisationsmodellen.

Vorab sei betont, daß die Lösungsansätze im Zusammenhang mit hierarchischen Aufbauorganisationen nicht in der radikalen Abschaffung der Hierarchie liegen können. Entscheidungen können – das haben Entwicklungsprozesse in politischen Organisationen in den letzten Jahren eindrücklich klargestellt – nicht basisdemokratisch gefällt werden. Vor allem unter dem Aspekt der knappen Zeit für Entscheidungen müssen diese an bestimmte Instanzen oder Personen delegiert werden. Es stellt sich aber das Problem, welche Auswirkungen hierarchische Aufbauten auf die Arbeitsbedingungen der einzelnen Mitarbeiter haben. So werden Handlungsspielräume durch ausgeprägte und an rein formalen Kriterien orientierte Hierarchien eher eingeschränkt. Andererseits werden gewisse Vorgaben durch höhere Instanzen von den Mitarbeitern durchaus geschätzt, damit sie wissen, woran sie sich orientieren können und was die Organisation insgesamt von ihnen erwartet. Die Lösung liegt – soviel sei an dieser Stelle schon vorweggenommen – somit nicht in der radikalen Abschaffung, sondern im Finden eines ausgewogenenen Mittelweges von Vorgaben und der Ermöglichung von Partizipation und Eigeninitiative der Mitarbeiter.

Bedauerlicherweise sind uns Organisationsstudien über Alten- und Pflegeheime trotz intensiver Suche nicht bekannt geworden. Aus diesem Grunde konzentrieren sich die folgenden Ausführungen auf Kliniken. Die meisten Krankenhäuser haben sich, von der Aufbauorganisation her gesehen, in der jüngsten Zeit nicht wesentlich verändert. Einer der wesentlichen Organisationsfaktoren moderner Kliniken ist die vielfach beklagte, doch nur selten zu umgehende Spezialisierung bzw. innere Differenzierung. Der derzeitige Zustand hochtechnisierter Krankenhäuser läßt sich wohl kaum anders organisieren. Die diagnostischen und therapeutischen Maßnahmen erfordern ein immenses Spezialistenwissen, wenn man sich nicht von medizinischen Entwicklungen abkoppeln will. Bedenkt man außerdem, daß das medizinische Wissen

Jedoch stehen Verwaltung, Pflege, Ärztlicher Dienst, aber auch die Funktionsbereiche einer interdisziplinären Koordination oftmals sehr reserviert gegenüber.

geradezu exponentiell zunimmt, es verdoppelt sich nämlich alle fünf Jahre, dann wird deutlich, daß es zur nur ansatzweisen Bewältigung dieses Wissens einer Vielzahl von Spezialisten bedarf.

Wie bereits seit Jahrzehnten kann auch heute noch eine ausgeprägte berufsständische Teilung registriert werden. Zwar wird die interprofessionelle Kooperation seit geraumer Zeit in vielen Artikeln und Büchern angemahnt, und für den Bereich der Psychiatrie ist diese Kooperation bereits per Verordnung festgeschrieben (Kunze & Kaltenbach 1994). Jedoch stehen Verwaltung, Pflege, Ärztlicher Dienst, aber auch die Funktionsbereiche einer interdisziplinären Koordination oftmals sehr reserviert gegenüber. Obwohl die Prozeßstruktur einer Krankenhausbehandlung eine gute Kooperation zwischen den Professionen erfordert, findet man dies heute erst in Ansätzen und noch lange nicht flächendeckend umgesetzt. Leider trägt auch die positiv zu bewertende neue Professionalisierung und Eigenständigkeit der Pflegeberufe nicht in jedem Fall zu einer verbesserten Kooperation mit den anderen Berufsgruppen bei.

Für den ärztlichen Bereich kommt hinzu, daß die ausgeprägte Professionalisierung dieser Berufsgruppe einer konstruktiven Zusammenarbeit mit den anderen Professionen des Krankenhauses in der Regel im Wege steht. Gerade dem ärztlichen Dienst wird ein großer Spielraum bei der Ausübung und der Ausgestaltung der Arbeit zugestanden. Demgegenüber steht eine relativ schwach ausgeprägte Professionalität der Pflegeberufe. Aufgrund dieses Verhältnisses ist die hierarchische Unterordnung der Pflege unter den ärztlichen Dienst immer noch selbstverständlich und weitverbreitet. Aus der Weisungsbefugnis der Mediziner hinsichtlich der Behandlungspflege leitet sich informell eine grundsätzliche Hierarchie der Berufsgruppen ab. Obwohl die Pflege gerade in den letzten Jahren versucht, sich als theoretisch und praktisch eigenständige Berufsgruppe zu etablieren, hat dies in der Realität vieler Kliniken noch nicht zu weitreichenden Veränderungen geführt. Das Kapitel über die Umfeldbedingungen des Pflegeberufes wird hierauf noch ausführlicher eingehen.

Auch innerhalb der Berufsgruppen dominieren ausgeprägte hierarchische Strukturen das Geschehen. Im ärztlichen Bereich, in der Verwaltung wie in der Pflege herrscht nach wie vor eine ausgeprägte Kommunikation von oben nach unten. Es gibt ihn immer noch, den alles dominierenden Chefarzt, der mit seinen Assistenzärzten mehr oder weniger willkürlich verfahren kann. Aufgrund der Weiterbildungsverordnungen und der gerade in jüngster Zeit vollkommen unsicheren Beschäftigungslage für Mediziner ist auch in absehbarer Zeit nicht zu erwarten, daß sich an dieser Lage grundsätzlich etwas ändert. Doch auch in der Pflege hat sich allen Pflege-Management-Studiengängen und einer Fülle von Literatur zu diesem Problem (Borsi & Schröck 1995) zum Trotz die Hierarchie halten können. Zweifelsohne gibt es eine große Bandbreite von Ausprägungen der Krankenhaus-Hierarchie. Idealtypisch gesehen kann sicherlich in Universitäts-Kliniken die stärkste hierarchische Form identifiziert werden und in psychiatrischen Kliniken der Regelversorgung vermutlich die am wenigsten ausgeprägte Form. Dennoch ist im Prinzip allen Kliniken dieser gegliederte Aufbau gemeinsam.

Als besonders bemerkenswert ist die Subordination der Pflege gegenüber den Medizinern anzusehen, die in der beruflichen Sozialisation tradiert wird.

Ein wesentlicher Grund für die Fortführung dieser Organisationsformen ist in der beruflichen Sozialisation der Mediziner, der Pflegekräfte und der anderen Berufe im Gesundheitswesen zu suchen. Wenngleich in den beruflichen Ausbildungen heute andere Organisationskonzepte gelehrt werden, werden die ausgebildeten Fachkräfte in den Kliniken mit einer Realität konfrontiert, die sich relativ unflexibel gegenüber neuen Arbeitsformen zeigt. Als besonders bemerkenswert ist die Subordination der Pflege gegenüber den Medizinern anzusehen, die auch heute noch, zumindest teilweise, in der beruflichen Sozialisation tradiert wird. Es gibt offenbar „Initiationsriten“ beim beruflichen Eintritt in eine Organisation, und zu diesen Initiationsriten gehört es, auf zumeist informellem Wege gesagt zu bekommen, wer „das Sagen“ hat (Mertens & Lang 1990).

Für die Arbeitszufriedenheit, und das heißt indirekt: für die Arbeit am Patienten, hat die beschriebene Aufbauorganisation nicht unerhebliche Folgen. Bekanntermaßen stellt die Person der Pflegekraft das eigentliche Arbeitsinstrument der Pflege dar, bedenkt man den starken Effekt des Aufbaus einer professionellen Beziehung zum Patienten. Die Folgen einer schlechten Arbeitszufriedenheit der Mitarbeiter brauchen daher wohl kaum weiter ausgeführt zu werden. Die Handlungsspielräume werden um so enger, je tiefer man in der Hierarchie steht, insbesondere wenn es um die Mitgestaltung von Rahmenbedinungen geht. Wir wissen aus arbeitspsychologischen Untersuchungen über die Pflegetätigkeit, daß teamorientierte Organisationsstrukturen im Vergleich zu herkömmlichen Hierarchien mehr Entscheidungs- und Zielsetzungsmöglichkeiten bereithalten sowie höhere Anforderungen und Qualifizierungschancen bieten (Büssing 1992). In der Regel sind diese Bedingungen an eine höhere Arbeitszufriedenheit der Mitarbeiter gekoppelt.

An dieser Stelle soll aber nicht der üblichen Jammerkultur der Pflege das Wort geredet und beklagt werden, welch geringen Einfluß die Pflege auf das Geschehen in der Klinik hat. Es soll allein darauf hingewiesen werden, daß die Spielräume zwischen den Berufsgruppen, aber auch innerhalb der Berufsgruppen unterschiedlich verteilt sind und daß die Pflege im Vergleich zum ärztlichen Dienst über geringere Spielräume verfügt. Das organisatorische Machtpotential ist sicherlich ungleich verteilt, die Pflege hat im Vergleich zu den anderen Berufsgruppen einen minimalen Akademisierungsgrad zu verzeichnen und tut sich außerdem mit dem Aufbau schlagkräftiger Standes- und Berufsorganisationen recht schwer.

Erschwerend kommt die pflegeinterne Hierarchie hinzu, die das übrige dazu beiträgt, die Spielräume so eng zu gestalten, wie sie sind. Wenngleich aus dem Pflegedienst seit langem mehr Kooperation und Teameinstellung gerade von der ärztlichen Profession gefordert werden, tun sich Pflegende schwer, diesen Anspruch in der eigenen Berufsgruppe umzusetzen. Das Gefüge von Pflegedienstleitung, Stationsleitung, Stellvertretung und „einfacher" Pflegekraft hat nach wie vor vielerorts nicht nur seine formale Gültigkeit. Wie schon festgestellt wurde, sind gewisse hierarchische Funktionen einfach unverzichtbar. Nachteilig werden diese Funktionszuschreibungen aber dort, wo sie den Aufbruch in patienten- und mitarbeiterorientierte Arbeitsformen verhindern. In der Pflege korrespondiert eine ausgeprägte Hierarchie mit der noch vielfach anzutreffenden Funktionspflege, die wesentlich auf Anordnungs- und Befolgungsriten beruht (Elkeles 1993). Noch sind die Vorstellungen, daß gerade die verwaltenden und arztnahen Tätigkeiten ein hohes Prestige begründen, nicht überall abgebaut. In dieser Hinsicht gibt es in der Pflege immer noch einen großen Modernisierungsrückstand (so schon Volkholz 1973) – nicht anders als in den übrigen Professionen des Krankenhauses.

Extreme hierarchische Über- und Unterordnungen fördern ein Klima, das weder zwischen den Berufsgruppen noch innerhalb der Professionen von vertrauensvoller Zusammenarbeit geprägt ist.

Extreme hierarchische Über- und Unterordnungen fördern ein Klima, das weder zwischen den Berufsgruppen noch innerhalb der Professionen von vertrauensvoller Zusammenarbeit geprägt ist. Stattdessen dominieren Anpassung, das Verstecken von Schwächen und Fehlern. Persönliche Überforderungen werden zumeist eher verschwiegen, und die betroffenen Mitarbeiter werden mit ihren Problemen in der Regel allein gelassen. Dies betrifft gerade den wichtigen Bereich des Stresses im Beruf. Bekanntermaßen taucht insbesondere in helfenden Berufen das Problem der Nähe zum Patienten bzw. Klienten auf.

In ausgeprägt hierarchischen Organisationen besteht in der Regel keine Möglichkeit, individuelle Probleme anzusprechen. Es überwiegt der Kontrollgedanke; persönliche Schwierigkeiten werden schon allein deshalb verschwiegen, damit der vorgesetzten Instanz kein Anlaß geboten wird, die Kontrolle zu verstärken. Persönliche, problemorientierte Gespräche sind weder mit dem zuständigen Arzt noch mit der eigenen Stationsleitung zu führen. Und auch unter Kollegen gleichen Ranges dürfte es schwer sein, Schwächen einzugestehen und Überforderungen zu berichten. In letzterem Fall muß damit gerechnet werden, daß die Berichte an die vorgesetzte Instanz weitergeleitet werden. Zur Möglichkeit des Einräumens solcher Schwierigkeiten bedarf es einer Teamorientierung und der Bereitschaft, über Positionen hinweg auf individuelle Gegebenheiten Rücksicht zu nehmen.

Aus dem Vorstehenden ergibt sich eine indirekte Folge für die Erklärung von Tötungen und Gewaltakten gegen Patienten. Es ist eindeutig, daß Pflegekräfte, die überfordert sind, in einer ausgeprägt hierarchischen Organisation nur wenig Rückhalt und Verständnis finden können. Sie bleiben mit ihren Erfahrungen, Versagenserlebnissen und Ängsten allein. Ihnen fehlt es an Austausch über persönliche und berufliche Probleme. Sie sind auf sich selbst zurückgeworfen, wenn es darum geht, Bewältigungsmechanismen und adäquate Problemlösungen zu entwickeln. So kann es dazu kommen, daß sie für sich selbst keinen anderen Ausweg im Umgang mit ihren Defiziten sehen, als einzelne Patienten zu demütigen und zu töten.

Beispielhaft für die Auswirkungen einer extremen Hierarchie können die Umstände der Patiententötungen in Wien-Lainz angesehen werden. Die drei der Tötungen angeklagten Pflegekräfte waren Stationsgehilfinnen, die bekanntermaßen am untersten Ende einer hierarchisch gegliederten Klinikorganisation stehen. In ihren Vernehmungen beschrieben die Täterinnen das Arbeitsklima in ihrer Abteilung als besonders schlecht (Beine 1996). Zwischen ihnen und den Ärzten war eine angemessene Kommunikation kaum möglich. Ihre Internistische Abteilung war mit schwerstkranken und sehr alten Patienten ständig überbelegt, und diese allseits bekannte Tatsache wurde auf Druck des Chefarztes nicht abgeändert. Allerdings stand eine entsprechende Anzahl von Pflegepersonen nicht zur Verfügung. Die Relation zwischen examiniertem und Hilfspersonal war hier besonders ungünstig. Die Stationsgehilfinnen mußten, obwohl ohne Pflegeexamen, die Arbeit diplomierter Pflegekräfte verrichten. Die Täterinnen wurden letztlich mit der extrem schwierigen menschlichen wie beruflichen Situation nicht mehr fertig.

Die Ablauforganisation

Während der Begriff der Aufbauorganisation das organisatorische Gefüge eines Krankenhauses oder eines Heimes zu beschreiben versucht, stellt der Begriff Ablauforganisation unmittelbar auf die Arbeit am Patienten ab. Hier geht es darum, die Zusammenhänge eines Klinik- oder Heimaufenthaltes aus organisatorischer Sicht einzuordnen. Darunter fallen Maßnahmen von der Aufnahme bzw. der Vorbereitung der Aufnahme, über diagnostische, therapeutische und pflegerische Dienstleistungen bis hin zur Entlassung des Patienten. Die Ablauforganisation ist im Dienstleistungsbereich erst in den letzten Jahren mehr und mehr ins Blickfeld genommen worden, als es darum ging, die Organisation unter Kosten-, Optimierungs- und Qualitätsgesichtspunkten zu betrachten (Hofer 1987; Kaltenbach 1993; Trill 1996). Im folgenden Abschnitt wird die Ablauforganisation des Krankenhauses näher auf ihre Auswirkungen auf Gewaltakte und Tötungen an Patienten untersucht.

Die Ablauforganisation, auch Prozeßorganisation genannt, ist im Vergleich zur Aufbauorganisation die für den Patienten eigentlich relevante Perspektive auf das Krankenhaus. Den Patienten interessiert in der Regel nicht, ob innerhalb und zwischen den medizinischen Berufsgruppen ausgeprägte Hierarchie- und Machtverhältnisse existieren. Den Patienten interessiert vielmehr, ob die ihn betreffenden Maßnahmen gut organisiert sind, ob es zu Wartezeiten kommt und ob die ihn betreffenden Informationen sach- und zeitgerecht weitergegeben werden, und ob man Zeit für ihn hat.

Idealerweise ist die Ablauforganisation patientenzentriert aufzubauen. Die diagnostischen, therapeutischen und pflegerischen Maßnahmen haben den Patienten exakt zu dem Zeitpunkt zu erreichen, wenn er sie benötigt. Bis in die jüngste Zeit hinein werden diese Dienstleistungen primär aber noch nach den Maßgaben, Vorstellungen und Zeitplänen der Mitarbeiter und Funktionsbereiche ausgerichtet. Der Patient, der vor seiner Operation am späten Nachmittag schon seit

Mitternacht keine Nahrung mehr zu sich nehmen darf (ebenso wie derjenige, der schon um 7.30 Uhr morgens seine Vollnarkose erhält), ist genausowenig aus allen Kliniken verschwunden wie der Patient, der gegen Ende der Nachtschicht von der Nachtschwester gewaschen wird. Zweifellos bedarf es der Überwindung vielfältiger Widerstände, um das Ziel einer patientenorientierten Ablauforganisation zu erreichen. Vor allem das Zusammenspiel der verschiedenen Berufsgruppen und Funktionsbereiche macht sich hier wieder einmal negativ bemerkbar, da mitunter Privilegien und überlieferte Traditionen aufzugeben sind.

Im Pflegedienst ist die Prozeßstruktur auch nach Jahren der Kritik vielfach noch funktionsorientiert (Elkeles 1993). Die Funktionspflege zeichnet sich bekanntermaßen durch die Tätigkeitsorientierung unabhängig vom Patienten und relativ unabhängig vom Mitarbeiter aus. Je nach Status in der Pflegehierarchie hat der Mitarbeiter bestimmte Aufgaben zu erledigen, die potentiell alle Patienten gleichermaßen betreffen. Eine Beziehung des Patienten zum Mitarbeiter ist unter diesen Organisationsbedingungen nur schwer aufzubauen und aufrechtzuhalten. Der Patient wird laufend mit einer Vielzahl von Mitarbeitern konfrontiert, die sich möglicherweise nicht einmal auf ihre pflegerischen Interventionen hin abgestimmt haben. Welche Pflegekraft kennt nicht aus eigener Erfahrung die Frustrationen, die entstehen, weil die Kollegen der nächsten Schicht ihre eigenen Ideen umsetzen? Zur Abhilfe bedarf es schon des Übergangs zur sog. Beziehungs- oder Bezugspflege (Schlettig & von der Heide 1993). Diese hat in erster Linie zwei Vorteile aufzuweisen: Zum einen wird die Pflege des Patienten koordiniert, und zwar von der zuständigen Bezugspflegekraft. Zum zweiten erlaubt diese Arbeitsorganisation den Aufbau einer kontinuierlichen Beziehung zum Patienten.

Es ist klar, daß die Probleme in der Prozeß- bzw. Ablauforganisation mit der oben beschriebenen Aufbauorganisation zusammenhängen. Aufbau- und Ablauforganisation sind als miteinander verschränkt anzusehen. Kommunikationsdefizite im Krankenhaus haben oftmals ihre Ursache in der – zumeist unvermeidlichen – Spezialisierung medizinischer Disziplinen und organisatorischer Funktionsbereiche.

Auf indirektem Wege, nämlich auf dem Umweg über den Patienten, schlägt somit auch die Prozeßorganisation auf den Mitarbeiter zurück. Es ist nicht nur der Patient, der unter prozeßorganisatorischen Mängeln zu leiden hat (z.B. indem er mehrere Male während seines Aufenthaltes nach der Krankheitsanamnese befragt wird), es leidet ebenso der Mitarbeiter unter mißlungenen Absprachen zwischen Bereichen und Berufsgruppen, unter Wartezeiten und unter doppelten Wegen, die zurückzulegen sind, weil die Abstimmung nicht funktioniert. Die berufliche Zufriedenheit wird wesentlich durch diese Faktoren beeinflußt: Es macht einfach keinen Spaß, sich ständig beim Patienten entschuldigen zu müssen, wenn die Organisation wieder einmal irgendwo hakt.

Es ist nicht nur der Patient, der unter prozeßorganisatorischen Mängeln zu leiden hat, es leidet ebenso der Mitarbeiter unter mißlungenen Absprachen.

Die Organisation der Pflege schwerst- und terminalkranker Patienten

Krankenhäuser sind in erster Linie auf die Therapie und die Pflege akut kranker Menschen ausgerichtet. Sowohl die oben beschriebene Spezialisierung als auch die funktionsorientierte Pflege sind vor dem Hintergrund der Akut-Behandlung zu sehen. In beiden Fällen geht es um die Ausführung voneinander isolierter diagnostischer, therapeutischer und pflegerischer Maßnahmen. Der integrierte Prozeß mehrerer Funktionsbereiche und Berufsgruppen kommt hierbei nur selten zum Vorschein. Diese Maßnahmen zielen auf Entdeckung und Beseitigung einzelner krankheitsverursachender und krankheitsbegleitender Faktoren. Das dahinter erkennbare Paradigma ist eindeutig symptom- und ursachenorientiert, das Ziel ist die Heilung des Patienten von der diagnostizierten Erkrankung.

Wie an anderer Stelle bereits deutlich wurde, hat sich in den vergangenen Jahrzehnten das Krankheitsspektrum allerdings zusehends von den akuten zu den chronischen Erkrankungen hin verschoben. Mit der Pflege und der Behandlung chronischer Krankheiten ist diese Organisationsform aber überfordert. Es fehlt in der Regel das eindeutige Ziel der Behandlung, nämlich die Heilung. Bei der Therapie chronischer Erkrankungen kommt es vielmehr darauf an, dem Patienten Fähigkeiten an die Hand zu geben, mit denen er sich selbst helfen kann, Krisen zu entdecken und zu bewältigen. Es geht nicht in erster Linie um die Beseitigung von Defekten durch fremde (ärztliche) Hände, sondern um die Stärkung des betroffenen Patienten. Diese Stärkung bedarf einfühlsamer und gleichermaßen pädagogisch ausgerichteter Interventionen, die ohne eine Beziehung zwischen dem Klinik-Mitarbeiter (gleich welcher Profession) und dem Patienten wohl kaum auf den Weg zu bringen sind.

Als besonders kritisch stellt sich die beschriebene Organisationsform für Prozesse heraus, in denen es nicht einmal um das Ziel der Entlassung des chronisch erkrankten Patienten geht. Gemeint sind diejenigen Krankheitsverlaufsprozesse schwerst- und tödlich erkrankter Patienten, deren wahrscheinlicher Ausgang im Sterben liegt. Es bedarf keiner ausgeprägten Phantasie, sicher zu sein, daß gerade diese Patienten sowohl von einer auf ihre besonderen Bedürfnisse zugeschnittenen Ablauforganisation als auch von einer Bezugspflegekraft besonders profitieren würden. So weicht beispielsweise der Schlaf-Wach-Rhythmus dieser Menschen in der Regel von weniger schwer kranken Mitpatienten ab. Damit zusammen hängen andere Essenszeiten, oftmals längere Mahlzeiten sowie veränderte Zeitpunkte für die Körperhygiene.

Weiterhin wissen wir aus vielen Untersuchungen (etwa Glaser & Strauss 1968, Glaser & Strauss 1995) von den besonderen Anforderungen die schwerst- und tödlich erkrankte Menschen an das Personal stellen. Auch wenn viele Patienten Ängste und Unsicherheiten bezüglich des weiteren Krankheitsverlaufs und des möglichen oder sicheren Todes verdrängen, so ist doch davon auszugehen, daß diese Ängste und Unsicherheiten vorhanden sind. Gerade für den Beginn des Sterbeprozesses kann häufig eine maximale Angst der betroffenen Patienten festgestellt werden. Hinzu kommen in aller Regel Phasen der Verdrängung und Verleugnung des drohenden Schicksals. Außerdem werfen die betroffenen Patienten das Thema der Lebensbilanz und Lebensrückschau auf und fragen sich und andere nach der Sinnhaftigkeit ihres Sterbens (Howe 1989).

Neben der oftmals unerträglichen Belastung durch das Wissen der Diagnose und Prognose stellt sich für den betroffenen Patienten eine Vielzahl bedrückender Fragen und Belastungen (Buhrmester et al. 1984). Zu nennen sind etwa die Unsicherheit über den Verlauf, der Wegfall einer Zukunftsperspektive, das Ertragen von Nebenwirkungen, möglicherweise die psychische Verarbeitung von Organverlusten, möglicherweise die Unsicherheit hinsichtlich der finanziellen Situation der Familie nach dem Tod, der Verlust der Fähigkeit, sich selbst zu versorgen, die Isolation von der Familie oder auch eine starke Identifikation mit anderen Patienten, deren Leiden und Sterben erlebt wird. Letzteres konfrontiert den Patienten natürlich auch mit der Gefährdung des eigenen Lebens.

Solche Themen lassen sich nicht mit Pflegepersonen besprechen, die aufgrund ihrer funktionsorientierten Arbeitsorganisation nur sporadischen Kontakt zum Patienten haben. Und nicht zuletzt sollte an dieser Stelle das Gefühl der Geborgenheit Erwähnung finden, das der Patient braucht, um mit sich und seiner Umwelt vor dem Tode ins Reine zu kommen. Ein Sterbebeistand im besten Sinne dieses Wortes nimmt nicht nur kognitiven Bezug auf den sicherlich schwierigsten Weg, den ein Mensch gehen kann, sondern vermittelt darüber hinaus auch emotionale und – wenn der Patient dieser bedarf – spirituelle Sicherheit. Hierzu ist zweifelsohne ein längerer Beziehungsaufbau zwischen Pflegekraft und Patient vonnöten. Bezugspflege oder gar Primary Nursing sind hier sicherlich die Organisationsformen der Wahl. Es ist wohl kaum übertrieben, die Betreuung von schwerst- und sterbenskranken Menschen als Kernbereich der Pflege überhaupt zu beschreiben (Bradshaw 1996).

Es ist wohl kaum übertrieben, die Betreuung von schwerst- und sterbenskranken Menschen als Kernbereich der Pflege überhaupt zu beschreiben.

Der große Erfolg, den die Hospizbewegung in den Jahrzehnten nach dem Zweiten Weltkrieg zuerst in den angelsächsischen Ländern und danach auch auf dem europäischen Kontinent verzeichnen konnte, beruht in erster Linie auf der besonderen Aufmerksamkeit, die den Bedürfnissen von Schwerst- und Terminalkranken gewidmet wird. Neben der effektiven Schmerzbekämpfung wird hier großer Wert auf die emotionale und ggf. die spirituelle Betreuung gelegt. Des weiteren wird die Familie des Sterbenden gewissermaßen mitbetreut, zumindest aber in den Sterbeverlaufsprozeß in großem Maße miteingebunden (DuBois 1980, Saunders & Baines 1991, Saunders 1996). Die Verwirklichung dieser Ideen im Krankenhaus steht noch aus, wenngleich der Bedarf vielerorts erkannt wird. Allerdings: Die aus der Sicht des betroffenen Patienten notwendige Zieländerung von Heilung hin zur Erleichterung der letzten Wochen und Tage sowie des Sterbens überfordern oftmals die Klinik-Organisation.

Die Realität sieht heute vielerorts noch anders aus. Den meisten Pflegekräften ist vermutlich die folgende Situation nicht unbekannt, die einer der Autoren (D. R.) während seiner Ausbildung in einem Krankenhaus der Regelversorgung erlebt hat. Ein ungefähr 80 Jahre alter schwerkranker und bettlägeriger Patient einer internistischen Abteilung, dessen Zustand schon seit Tagen äußerst kritisch war, mußte mit großem personellen Einsatz in die Röntgenabteilung gebracht werden, um das Ausmaß seiner Pneumonie zu diagnostizieren. Der Patient verstarb ungefähr eine halbe Stunde nach der Rückkehr in sein Bett.

Offenbar fällt es auch heute noch Klinikpersonal schwer, sich in die Situation der ihm anvertrauten Patienten zu versetzen. Aus Sicht der behandelnden Mediziner und Pflegekräfte mögen die hochtechnisierten Vorkehrungen moderner Kliniken nichts Bedrohliches vermitteln. Und aus dieser Sicht mag die Kontrolle und die Korrektur des Elektrolythaushaltes wichtiger sein, als sich nach den Wünschen des Patienten zu erkundigen. Dies betrifft heute in erster Linie Intensivstationen, wie zwei kürzlich erschienene Artikel deutlich machen (Hansot 1996, Gilligan & Raffin 1996), ist aber auch in anderen Abteilungen nicht unbekannt.

Es sind aber nicht nur die Mitarbeiter des ärztlichen Dienstes, die sich noch heute oftmals nicht vom Genesungs-Paradigma trennen können. Die Ausrichtung auf Heilung und Genesung ist offiziell und informell das Leitbild moderner Krankenhäuser. Weder nach innen noch nach außen wird in den meisten Krankenhäusern auf die dramatischen Veränderungen der demographischen Entwicklung und der Zunahme chronischer Erkrankungen reagiert. Interne organisatorische Veränderungen, die darauf Rücksicht nehmen, sind bislang nur in wenigen Kliniken realisiert worden. Palliativ-Abteilungen und hospizähnliche Stationen bilden noch die großen Ausnahmen innerhalb der Krankenhaus-Landschaft. Und nach außen hin lassen sich offenbar eine vorbildliche apparative Ausstattung und hochspezialisierte Mediziner im Kampf um Marktanteile besser verkaufen als die Aussage, daß gerade chronischen und tödlichen Zuständen besondere Aufmerksamkeit gewidmet wird.

Eine fachgerechte Versorgung schwerstkranker und sterbender Patienten kann unter diesen Umständen nur unzureichend gelingen. Leidtragende sind natürlich in erster Linie die betroffenen Patienten, denen eine ihren – über die körperlichen Verrichtungen hinausgehenden – Bedürfnissen entsprechende Pflege versagt bleibt. Nicht zu unterschätzen sind aber auch die Auswirkungen auf das Pflegepersonal und die anderen direkt mit den Patienten arbeitenden Berufsgruppen. Das Personal hat im Grunde keine Chance, den zweifellos auch von ihm erkannten Bedürfnissen der Patienten nachzukommen. Aufgrund der hochspezialisierten Arbeitsteilung und der auf Genesung ausgerichteten Arbeitsorganisation kann die Versorgung dieser Patienten nur defizitär vonstatten gehen.

Besonders schwer stellt sich diese Aufgabe dar, wenn einzelne Stationen trotz eines offiziellen Auftrages, Akut-Behandlungen durchzuführen, mehr und mehr zu Sammelbecken für Schwerstkranke oder gar zu Abschiebestationen für Sterbende werden. Mit einem derartigen inoffiziellen Auftrag tun sich die Mitarbeiter verständlicherweise recht schwer, müssen sie doch den Eindruck gewinnen, daß ihnen gerade die schwierige und unangenehme Arbeit des Umgangs mit Schwerst- und Sterbenskranken untergeschoben wird. Letzteres war beispielsweise der Eindruck, den die Mitarbeiter der Internistischen Abteilung der Westf. Klinik Gütersloh von dem Status ihrer Abteilung hatten (Beine 1996).

Die Bildung solch inoffizieller Sterbestationen macht deutlich, daß Sterbeverlaufsprozesse oftmals einfach nicht in die normale Organisation von Akut-Kliniken hineinpassen. Schon angedeutet wurden die besonderen psychosozialen Anforderungen sowie die tageszeitlich veränderten Bedürfnisse dieser Menschen. Glaser und Strauss (1968) haben in ihrer Untersuchung über Sterbeverläufe darüber hinaus auf grundsätzliche Besonderheiten und Eigenverläufe des Sterbens hingewiesen. Demnach sind Sterbeverläufe individuell nach Dauer und nach Form unterschiedlich. Die zeitliche Dimension kann in einem schnellen – auch schneller als erwarteten – Tod, aber auch in einem langsamen Siechtum kulminieren. Während der erste Fall für die Organisation nur wenig Schwierigkeiten bereithält – allenfalls mögen sich die Mitarbeiter Versagensvorwürfe machen –, bereitet der lange und langsame Verlauf schon eher Probleme. Diese können auf die kurze Formel gebracht werden, daß eine auf Akutversorgung ausgerichtete Organisation einen schnellen und hohen Patientendurchlauf braucht. Akut zu versorgen bedeutet für die Arbeitsorganisation zweierlei: Zum einen betrifft es – wie schon dargelegt wurde – das Selbstverständnis der Mitarbeiter, deren Aktitivitäten auf schnellen Heilungserfolg mittels eines in der Regel hohen technischen Einsatzes zielen. Zum anderen besteht in vielen Kliniken auch ein administrativer Druck auf die Stationen, die Patienten möglichst schnell wieder zu entlassen.

Aus der eindeutigen Divergenz der Bedürfnisse schwerst- und sterbenskranker Patienten mit der anzutreffenden Arbeitsorganisation resultiert wiederum eine Überforderung des Personals. Diese beginnt mit der Ausbildung des pflegerischen wie des ärztlichen Personals, die nahezu ausschließlich auf das schon angesprochene Heilungsziel ausgerichtet ist. So ist etwa die Mediziner-Ausbildung über das Lebensende vom Umfang her im Vergleich zum Lebensbeginn (etwa Perinatalogie und Neonatalogie) verschwindend gering (Baust 1992). Für die Praxis bedeutet dies für alle Professionen, daß ihre Erfahrungen und Kenntnisse dieser schwierigen Thematik kaum von denen der Durchschnittsbevölkerung abweichen. Entsprechend groß sind Unerfahrenheit und Hilflosigkeit insbesondere bei jüngeren Pflegekräften (Pfeiffer 1984), aber auch bei Ärzten (Gilligan & Raffin 1996). Diese Hilflosigkeit führt oftmals zu einer überzogenen Distanz gegenüber dem Patienten. Um es klar zu sagen: Den meisten Klinikangehörigen geht es, ob bewußt oder unbewußt sei hier dahingestellt, in der Distanzierung um einen schonenden Umgang mit sich selbst. Wer nicht auf die seelischen Belastungen des Sterbeerlebens anderer vorbereitet ist, wer keine ausreichende emotionale und psychologische Unterstützung aus seiner Organisation erhält, der kann eigentlich kaum anders reagieren. Es mangelt alles in allem an einem professionalisierten Zugang und Umgang mit schwerst- und sterbenskranken Menschen – und darunter sind auch und gerade die emotionalen und psychologischen Aspekte zu verstehen. Dieser Mangel an Professionalität betrifft sowohl die Kliniken und Pflegeeinrichtungen im Sinne von Organisationen als auch die einzelnen Mitarbeiter.

Für die Praxis bedeutet dies für alle Professionen, daß ihre Erfahrungen und Kenntnisse dieser schwierigen Thematik kaum von denen der Durchschnittsbevölkerung abweichen.

Am Ende bleibt es die Sache jedes einzelnen Mitarbeiters, einen Weg für sich zu finden, mit den widerstreitenden Anforderungen der Patienten und der Organisation zurechtzukommen und die Belastungen durch das Sterben der Patienten, auf das kaum adäquat reagiert werden kann, zu bewältigen. Daß diese Problematik bei vulnerablen Persönlichkeiten zu erheblichen Störungen führen kann, liegt auf der Hand. Ein Teil der hier zu erklärenden Taten liegt sicherlich darin begründet, daß die von einzelnen Mitarbeitern als belastend erlebten Patienten aus der Welt geschafft werden sollen. Am Fall Michaela R., die auf einer Intensivstation eines Wuppertaler Klinikums arbeitete, kann dies exemplarisch gesehen werden. In ihrem Falle wiesen die psychologischen und psychiatrischen Gutachter auf Frau R.s Identifikation mit den ihr anvertrauten Patienten sowie die Konvertierung ihres

Helfer-Syndroms in Aggression hin (Heinrich 1991). Aus der subjektiven Darstellung Frau R.s geht eine „Erlösung" der betroffenen Patienten von ihrem Leiden hervor. Vor dem Hintergrund der hier dargelegten Situation moderner Kliniken sollte deutlich geworden sein, daß es sich dabei wahrscheinlich um die persönliche Erlösung ihres eigenen Leides, verursacht durch die Belastung durch das Sterben anderer, gehandelt hat.

Informelle Bilder über Patienten und das Sterben in der Organisation

Im vorstehenden Abschnitt haben wir das Selbstverständnis der Einrichtungen und ihrer Mitarbeiter als einen der wesentlichen Faktoren für auftretende Schwierigkeiten im Umgang mit schwerst- und terminal kranken Menschen beschrieben. Gerade die inoffiziellen Leitbilder einer Einrichtung verweisen darauf, daß es in Krankenhäusern und Altenheimen informelle Vorstellungen des Personals über Patienten gibt (Saake 1993, Richter & Saake 1996). Wir wollen im folgenden diesen informellen Bildern nachgehen.

Bevor dieses Detail näher analysiert wird, müssen wir einen Hinweis auf die Untersuchung von Organisationen geben. Organisationen wie Krankenhäuser und Pflegeeinrichtungen beschreiben sich selbst meist als äußerst rational. Gewöhnlich wird ihnen auch von außen ein großes Maß an Rationalität unterstellt. Man nimmt an, daß Organisationen sich Ziele setzen und diese Ziele planmäßig verfolgen können. So formulieren heute nahezu alle Krankenhäuser ihre Leitbilder, und einzelne Berufsgruppen wie die Pflege erstellen spezielle Pflegeleitbilder. In diesen Leitbildern werden Werte und Normen festgeschrieben, die alle Mitarbeiter der Einrichtungen verfolgen sollen. Idealerweise verinnerlichen die Mitarbeiter die Normen und Werte der Leitbilder; sie arbeiten gemeinsam an gleichen Zielen wie Patientenorientierung, Qualität, Humanität, Ganzheitlichkeit und dergleichen mehr. Leitbilder werden auch nach Meinung der führenden Organisationsliteratur für die Pflege als Grundlagen für Entscheidungen, Motivations- und Organisationsprozesse und Handlungen angesehen (Borsi & Schröck 1995).

Jeder Beschäftigte in Einrichtungen des Gesundheitswesens hat aber auch schon andere Erfahrungen in diesen Organisationen gemacht. Wie andere Organisationen auch, ist ein Krankenhaus von Gerüchten, Klatsch und Intrigen durchdrungen. In jeder Kaffeepause, beim Warten vor dem Aufzug oder beim Gang zur Poststelle wird ein kleines bis größeres „Pläuschchen" gehalten, werden Kollegen über Entwicklungen in anderen Bereichen informiert und ausgefragt. Was taugt die neue Stationsleitung auf Station X, ignoriert der Chefarzt wieder einmal die Nöte der Assistenten, und wer ist mit wem bei der letzten Weihnachtsfeier übrig geblieben? Alle diese und viele andere Themen kennt jeder, der auch nur für ein paar Wochen in einer Klinik gearbeitet hat.

Es sind also begründete Zweifel daran angebracht, ob Organisationen und insbesondere Einrichtungen des Gesundheitswesens ausschließlich so rational agieren, wie dies die herrschende Lehrmeinung und wie die Einrichtungen selbst es glauben machen wollen. In vielen Bereichen muß man die Rationalität wohl als Mythos betrachten, die (zumindest teilweise) bewußt zu Legitimationszwecken gebraucht werden. Die jüngere Organisationstheorie ist aus diesen Gründen auch relativ skeptisch gegenüber den angesprochenen Selbstdarstellungen von Einrichtungen (Bardmann 1994, Ortmann 1995). Damit ist nicht gesagt, daß es in Krankenhäusern keine Normen und Werte gibt, daß die Inhumanität regiert und die Patienten „unter ferner liefen" rangieren. Wir wollen lediglich darauf hinweisen, daß es – wie jeder unserer Leser absolut sicher weiß – noch eine zweite Realität in den Kliniken und Pflegeheimen gibt, und daß diese Realität viele Anstrengungen der offiziellen Selbstdarstellung und damit einhergehender Bemühungen untergräbt.

An dieser Stelle soll ausdrücklich die Unvermeidbarkeit der eben beschriebenen zweiten Realität betont werden. Klatsch, Intrigen und Gerüchte sind auch mit den größten Bemühungen nicht einzudämmen, diese Formen der Kommunikation suchen sich gleichsam von allein ihren Weg in allen Fällen, wo Menschen in einer Organisation zusammenarbeiten. Doch abgesehen von der Unvermeidbarkeit dieser Kommunikation, muß andererseits ihre positive Funktion gesehen werden. Die informelle Kommunikation stellt den „sozialen Kitt" einer Organisation dar, sie hält vieles am Laufen, das anders kaum funktioniert. Wer einen guten Kontakt zu den Handwerkern unterhält, dem wird auch schon mal zwischendurch eine dringende Reparatur einer Zimmerklingel erledigt. Wer sich mit den Kollegen der Nachbarstation versteht, dem wird in Notsituationen eben schneller ausgeholfen als anderen.

Wir gehen deshalb so ausführlich auf diese Punkte ein, da wir im folgenden einen Sonderaspekt dieser Thematik untersuchen wollen, dessen Auswirkungen sehr negativ für Patienten sein können. Wir möchten uns mit den informellen Bildern, Vorstellungen und Deutungen des Personals über die ihnen anvertrauten Patienten beschäftigen. Wie ebenfalls jeder Klinikmitarbeiter, der einmal direkt mit Patienten beschäftigt war, aus eigener Erfahrung weiß, wird in Pausen oder bei Dienstübergaben nicht nur sachlich und respektvoll über die Patienten gesprochen. Die Palette dieser Kommunikation reicht vom Lästern über Beschwerden bis hin zu Schmähungen und ähnlichem. Und um es gleich zu betonen: Auch dieser Teil der informellen Realität im Krankenhaus ist weder kleinzukriegen noch ist er ohne Funktion. Natürlich muß es auch einen Raum geben, geschützt über die Patienten zu sprechen. Gerade die Mitarbeiter der Pflege haben oft nur unzureichende Rückzugsmöglichkeiten auf der Station. Es muß die Möglichkeit existieren, sich über die nicht immer nur netten Seiten der Patienten zu unterhalten und einen Teil seines Ärgers und seiner Frustrationen loszuwerden, die unzweifelhaft mit der Pflegetätigkeit verbunden sind. Ebenso muß es möglich sein, Patienten darüber zu informieren, wie man sich auf Seiten des Personals eine Kooperation vorstellt und daß bestimmtes Verhalten einfach nicht akzeptabel ist.

Natürlich muß es auch einen Raum geben, geschützt über die Patienten zu sprechen.

Worauf es uns an dieser Stelle besonders ankommt, ist das Bild von schwerstkranken Patienten und den damit einhergehenden Erwartungen an den Verlauf des Aufenthaltes auf der Station, die im Personal vorherrschen. Das Material der folgenden Abschnitte ist den Studien von Barney Glaser und Anselm Strauss entnommen, die während der sechziger Jahre in den Vereingten Staaten das Sterben in Kliniken mittels teilnehmender Beobachtung und anderer Verfahren der qualitativen Sozialforschung analysiert hatten (Glaser & Strauss 1968, Glaser & Strauss 1995). Viele der von Glaser und Strauss beschriebenen Aspekte gelten aber auch noch drei Jahrzehnte später und sind hier in Westeuropa ebenso anzutreffen. Zu diesen Bildern der Patienten gehört etwa die Vorstellung eines „korrekten" Sterbeverlaufs. So fanden Glaser und Strauss heraus, daß Pflegekräfte mitunter die Meinung äußern, langwierige Sterbeverläufe würden zu viel Zeit in Anspruch nehmen, da ohnehin keine Chance auf Besserung bestehe. Der normale erwartete Verlauf eines Patienten, der kein Genesungspotential mehr besitzt, besteht demnach in einem nicht zu langen, für das Personal nicht zu aufwendigen Prozeß. Dagegen erwarteten die seinerzeit befragten Pflegekräfte von Patienten mit Genesungschancen, daß diese gegen den Tod ankämpfen sollten.

Die Vorstellung des „richtigen" Sterbens beinhaltet über die zeitliche Dimension hinaus noch weitere Aspekte. Eine der ungeschriebenen Regeln ist die Erwartung, der Patient solle seine Fassung und Ausgeglichenheit bewahren. Dahinter steht natürlich der Wunsch, mit der extremen Lebenssituation des Patienten nicht unnötig belastet zu werden. Dieser Wunsch sollte nach den bisherigen Ausführungen mehr als verständlich erscheinen, da weder in den Sechzigern noch heute Pflegekräfte und andere Angehörige des Gesundheitswesens insgesamt gesehen die Voraussetzungen mitbringen, Sterbende adäquat zu betreuen. Dazu würde etwa gehören, auf den Haltungsverlust, auf immer wieder auftretende psychische Krisen wie Ängste und Depressionen, den individuellen Umständen entsprechend eingehen zu können. Offene Angst und „hysterische" Reaktionen der Patienten wurden aber von den Pflegekräften in der Regel absolut negativ bewertet.

Neben der Erwartung, nicht allzu sehr vom Sterben selbst belastet zu werden, fanden Glaser und Strauss weitere Aspekte „unannehmbaren" Verhaltens der schwerkranken Patienten. So wurde beispielsweise von den beteiligten Ärzten der Glaube vieler Patienten an ein Wunder, etwa die Konsultation eines weiteren Arztes oder das Hinzuziehen eines „Wunderdoktors" ablehnend beurteilt. Überhaupt war die Meinung anzutreffen, ein sterbender Patient habe sich dem Schicksal mehr oder weniger ergeben zu fügen. Bei allen Berufsgruppen stießen darüber hinaus mangelnde Kooperation und offene Verweigerung von Pflege und Behandlung unangenehm auf. Andererseits wurde auch ein apathischer Rückzug des Patienten überhaupt nicht geschätzt, da er häufig als Vorwurf gegen die behandelnden Mitarbeiter interpretiert wurde.

Über all diese Vorstellungen wird natürlich nicht nur im Dienstzimmer oder bei der Übergabe gesprochen, und meistens sind sie den Mitarbeitern auch nicht bewußt präsent. Viele der eben aufgeführten Aspekte werden dem Patienten in einer mitunter direkten Form mitgeteilt. Das heißt, die informellen Vorstellungen, Bilder und Erwartungen des Personals an die Patienten haben zum Teil unmittelbare Auswirkungen auf die Art der Pflege und der Behandlung. Hält sich ein Patient nicht an die ungeschriebenen Regeln, dann wird mit Appellen, Ermahnungen und sogar mit Drohungen operiert. Kleine Bestrafungen wie „Warten lassen" gehören ebenfalls zu diesem unbewußten Repertoire.

Besonders gravierend sind die Auswirkungen, wenn Patienten sich bereits im komatösen Status befinden. Wie in verschiedenen Untersuchungen festgestellt wurde, werden diese Patienten mitunter vom Personal als bereits „sozial gestorben" betrachtet (Sudnow 1973, Glaser & Strauss 1968, Glaser & Strauss 1995, Mulkay & Ernst 1991, Mulkay 1993). Diese Patienten haben für die mit ihrer Pflege betrauten Personen gewissermaßen bereits vor ihrem biologischen Tode aufgehört zu existieren. Dies hat in der Konsequenz die Aufgabe der sozialen Kommunikation mit dem Patienten zur Folge. Seine möglichen Wünsche und Bedürfnisse werden nicht mehr in Betracht gezogen, der Mensch wird auf einen zu pflegenden Körper reduziert. Die Reduktion vom Menschen zum Körper macht sich unter anderem durch die Nicht-Beachtung seiner Existenz in der Konversation Anwesender bemerkbar. In der Gegenwart des Patienten wird offen über ihn und sein Schicksal gesprochen. Würde der Patient sozial noch leben, fänden diese Gespräche nur auf dem Flur oder im Dienstzimmer in dieser Art statt, auf keinen Fall in seiner Gegenwart.

Die Reduktion vom Menschen zum Körper macht sich unter anderem durch die Nicht-Beachtung seiner Existenz in der Konversation Anwesender bemerkbar.

In abgewandelter Weise fallen ebenso demente Patienten unter das Verdikt des „sozialen Todes". In ihrer Gegenwart wird auch oft über sie selbst gesprochen. Ihre Bedürfnisse werden ebenfalls sehr oft mißachtet. Darüber hinaus fand Sudnow in seiner Untersuchung über den Sterbeprozeß in US-amerikanischen Kliniken der sechziger Jahre, daß diejenigen, die sogar nur möglicherweise während des Klinik-Aufenthaltes sterben könnten, in gewisser Weise schon als tot behandelt wurden (Sudnow 1973). So fand er die Abwesenheit von Zukunft in den Gesprächen mit diesen Patienten besonders auffällig.

Es sollte insgesamt deutlich geworden sein, wie sehr die Vorstellungen, Bilder und Erwartungen des Personals über die Patienten ihre Tätigkeiten leiten. Das heißt nun ausdrücklich nicht, daß jede Pflegekraft, die einen Patienten als „sozial tot" betrachtet, bereit sein würde, diesen Patienten zu töten. Es soll aber darauf hingewiesen werden, wie in der informellen Kommunikation, in der zweiten Realität unter der offiziellen Darstellung, gewisse Abstufungen der Patienten vorgenommen werden.

Der Effekt dieser informellen Bilder über schwerkranke Patienten ist eine – zumeist unbewußte – Abwertung der Patienten. Die Abwertung dieser Patienten läßt den Einsatz für sie möglicherweise geringer ausfallen. Diese informellen Bilder suggerieren, es lohne nicht mehr, sich für diese Patienten zu engagieren. Und tatsächlich erscheint es auch ziemlich unrealistisch, von einer Pflegekraft zu erwarten, sie solle sich auch bei höchstwahrscheinlicher Erfolglosigkeit für einen Patienten mit Höchstmaß engagieren. Wie im Zusammenhang mit dem Selbstbild der Pflege noch dargelegt wird, besteht gerade in diesen unrealistischen Selbsterwartungen ein Grund für die hohe Enttäuschungsanfälligkeit der Pflegekräfte. Insofern scheint das Kräftesparen durchaus Sinn zu machen.

Gefährlich wird der Effekt allerdings dort, wo diese informellen Bilder nicht mehr reflektiert werden. Dann besteht in der Tat die Gefahr, daß aus diesen Vorstellungen Aktionen resultieren, die Gewalt gegen die Patienten zur Folge haben. Die Nähe des realen körperlichen Todes zum sozialen Tod des Patienten läßt dann womöglich die entscheidende Grenze aus dem Blick verlieren. Die – wenn dieser Vergleich zulässig ist – professionsspezifische Tötungshemmung der Pflegekraft, nämlich der moralische Impuls, allein dem Leben zu dienen, kann unter besonderen spezifischen Bedingungen außer Kraft gesetzt werden. In diesem Zusammenhang darf jedoch nicht vergessen werden, daß für die Überschreitung dieser Grenze ein hochkomplexer Mechanismus aus vielfältigen Sozial-, Umwelt- und Persönlichkeitsfaktoren verantwortlich ist. Die kommunikative Abwertung von Patienten allein kann noch nicht als prädisponierender Faktor für die Tötung von Patienten gelten. Gleichwohl tut jedes Team einer Station gut daran, gelegentlich über die eigenen Worte zu reflektieren.

Schluß

Am Ende dieses Kapitels möchten wir die wesentlichen organisatorischen Rahmenbedingungen für die Gewalt und die Tötungen von Patienten zusammenfassen. Wir hatten gesehen, daß die Aufbauorganisation dann besonders negative Effekte hervorrufen kann, wenn die zweifelsohne notwendige Hierarchie in der Einrichtung extrem ausgeprägt ist. In einer solchen Organisationsform ist es in der Regel nicht möglich, sich offen über Probleme und Schwierigkeiten im Umgang mit Patienten, aber auch im Umgang mit sich selbst auszutauschen. Pflegekräfte, die überfordert sind mit ihrer

Arbeitssituation haben hier kaum Chancen, diese Überforderungen mitzuteilen. Sie bleiben auf ihre zumeist unzureichenden persönlichen Bewältigungsmechanismen angewiesen, die bei den hier zu analysierenden Taten dann versagt hatten.

Für die Ablauforganisation stellten wir fest, daß eine patientenorientierte Organisation noch nicht überall anzutreffen ist und daß darunter auch die Mitarbeiter zu leiden haben. Anschließend haben wir beschrieben, wie Sterbeverlaufsprozesse mit der Klinik-Organisation in Konflikte treten. Deutlich wurde sowohl die organisatorische wie auch die individuell persönliche Überforderung der Mitarbeiter im Umgang mit Sterben und Tod in der Einrichtung. Moderne Kliniken sind – von wenigen Ausnahmen abgesehen – kaum in der Lage, adäquat auf die besonderen Anforderungen und Bedürfnisse von Sterbenden einzugehen. Für den einzelnen Mitarbeiter resultiert dieses Organisationsversagen zumeist in einer Distanz bzw. in einem individuellen Rückzug vom sterbenden Patienten. Der Zusammenhang von organisatorischer und individueller Überforderung erscheint als ein wichtiger Faktor für die Erklärung von Tötungen von Patienten.

Abschließend haben wir auf die informellen Bilder von schwerstkranken Patienten hingewiesen, die in nahezu jeder Klinik anzutreffen sind. Es existieren offensichtlich auf Seiten der Mitarbeiter Erwartungen hinsichtlich des optimalen Sterbeverlaufs. Patienten, die diesen Erwartungen nicht entsprechen, haben mit besonderen Problemen zu rechnen. Darüber hinaus beschrieben wir das Konzept des sozialen Todes vor dem biologischen Tod. Dieses Konzept besagt, daß noch lebende Patienten von den Mitarbeitern in gewisser Weise als nicht mehr existent aufgefaßt werden. Dies hat eine klare Abwertung der Patienten hinsichtlich des Engagements der Mitarbeiter zur Folge und leistet bei entsprechender psychischer Disposition den Tötungen durch Pflegepersonal Vorschub. Insgesamt wurden vielfältige organisatorische Bedingungen deutlich, welche die hier zu analysierenden Taten begünstigen. Wir werden im Kapitel über mögliche Auswege noch einmal ausführlich auf diese Aspekte eingehen.

Literatur:

Bardmann, Theodor M.: Wenn aus Arbeit Abfall wird. Aufbau und Abbau organisatorischer Realitäten. Frankfurt/M.: Suhrkamp 1994.

Baust, Günter: Sterben und Tod. Medizinische Aspekte. Berlin: Ullstein Mosby 1992.

Beine, Karl-H.: Krankentötungen in Kliniken und Heimen und die Einstellung der Mitarbeiter in Gesundheitsberufen zur Aktiven Sterbehilfe. Habilitationsschrift, Medizinische Fakultät, Universität Witten/Herdecke 1996.

Borsi, Gabriele und Ruth Schröck: Pflegemanagement im Wandel. Perspektiven und Kontroversen. Berlin: Springer 1995.

Büssing, André: Organisationsstruktur, Tätigkeit und Individuum. Untersuchungen am Beispiel der Pflegetätigkeit. Bern: Huber 1992.

Buhrmester, Christian, Margit von Karekjarto, Gerda Radsak, Bettina Schiebel-Piest: Medizinpsychologische Betreuung von Tumorpatienten im stationären und ambulanten Bereich: Ein Projektbericht, in: Spiegel-Rösing, Ina, Hilarion Petzold (Hrsg.): Die Begleitung Sterbender: Theorie und Praxis der Thanatotherapie. Paderborn: Junfermann 1984, S. 577-591.

Bradshaw, Ann: The Spiritual Dimension of Hospice. The Secularization of an Ideal. Social Science and Medicine, Band 43 (1996), S. 409-419.

DuBois, Paul: The Hospice Way of Death. New York: Human Sciences Press 1980.

Elkeles, Thomas: Arbeitsorganisation in der Krankenpflege. Zur Kritik der Funktionspflege, 4. Aufl., Frankfurt/M.: Mabuse 1993.

Gilligan, Timothy und Thomas A. Raffin: Whose death is it, anyway? Annals of Internal Medicine, Band 125 (1996), S. 137-141.

Glaser, Barney G. und Anselm L. Strauss: Time for Dying. Chicago: Aldine 1968.

Glaser, Barney G. und Anselm L. Strauss: Betreuung von Sterbenden. Eine Orientierung für Ärzte, Pflegepersonal, Seelsorger und Angehörige. 2. überarb. Auflage, Göttingen: Vandenhoeck und Ruprecht 1995. (Orig. 1965).

Hansot, Elisabeth: A letter from a patient's daughter. Annals of Internal Medicine, Band 125 (1996), S. 149-151.

Heinrich, K.: Alter und Krankheit – Die Vernichtung des Unerträglichen? Fortschritte der Neurologie und Psychiatrie, Band 59 (1991), S. 151-154.

Hofer, Marianne: Patientenbezogene Krankenhausorganisation. Berlin: Springer 1987.

Howe, Jürgen: Das Sterben als Gegenstand psychosozialer Alternsforschung. 2. durchges. Aufl., Stuttgart: Enke 1989.

Kaltenbach, Tobias: Total Quality Management. 2. Aufl. Landsberg, ecomed: 1993.

Kunze, Heinrich und Ludwig Kaltenbach (Hrsg.): Psychiatrie-Personalverordnung. 2. Aufl. Stuttgart: Kohlhammer.

Luhmann, Niklas: Organisation, in: Küpper, W. und G. Ortmann (Hrsg.): Mikropolitik. Rationalität, Spiele und Macht in Organisationen. Opladen: Westdeutscher Verlag 1988, S. 165-185.

Mertens, W. und Lang, H. J.: Die Seele im Unternehmen. Baden-Baden: Springer 1991.

Mulkay, Michael: Social Death in Britain, in: David Clark (ed.): The Sociology of Death. Theory, Culture, Practice. Oxford: Blackwell 1993, S. 31-49.

Mulkay, Michael und John Ernst: The Changing Profile of Social Death. European Journal of Sociology, Band 22 (1991), S. 172-196.

Ortmann, Günther: Formen der Produktion. Organisation und Rekursivität. Opladen: Westdeutscher Verlag 1995.

Pfeiffer, Wolfgang M.: Schwierigkeiten des medizinischen Personals in der Betreuung Sterbender, in: Howe, J., und R. Ochsmann (Hrsg.): Tod – Sterben – Trauer. Bericht über die 1. Tagung zur Thanato-Psychologie 1982 in Vechta. Frankfurt/M.: Fachbuchhandlung Psychologie 1984, S. 107-112.

Richter, Dirk und Irmhild Saake: Die Grenzen des Ganzen. Eine Kritik holistischer Ansätze in der Pflegewissenschaft. Pflege, Band 9 (1996), S. 171-179.

Saake, Irmhild: Alte im Spiegel von Professionellen in der Altenhilfe. Eine empirische Pilotstudie. Unveröff. Diplomarbeit, Westf. Wilhelms-Universität Münster, 1993.

Saunders, Ciceley: A personal therapeutic journey. British Medical Journal, Band 313 (1996), S. 1599-1601.

Saunders, Cicely und Mary Baines: Leben mit dem Sterben. Betreuung und medizinische Behandlung todkranker Menschen. Bern: Huber 1991.

Schlettig, H. J. und U. von der Heide: Bezugspflege. Berlin: Springer 1993.

Sudnow, David: Organisiertes Sterben. Eine soziologische Untersuchung. Frankfurt/M. 1973.
Trill, Roland: Krankenhausmanagement. Neuwied: Luchterhand 1996.
Volkholz, Volker: Krankenschwestern, Krankenhaus, Gesundheitssystem. Eine Kritik. Stuttgart: Enke 1973.
Weick, Karl E.: Der Prozeß des Organisierens. Frankfurt/M.: Suhrkamp 1985.

Kapitel V

Situation der Pflegeberufe

Die bekanntgewordenen Tötungen und die Gewalt gegen abhängige und wehrlose Menschen in Kliniken und Heimen werden zu einem überwältigend großen Anteil von Pflegenden verübt, sehr selten werden solche Übergriffe durch Angehörige anderer Berufsgruppen (Ärzte, Therapeuten) bekannt. Den bislang aufgezeigten gesellschaftlichen und organisatorischen Bedingungen unterliegen aber – mehr oder weniger – alle in sozialen Einrichtungen tätige Berufsgruppen. Für alle Berufsgruppen gilt auch, daß gewalttätige Übergriffe gegen Klienten nicht zum beruflichen Ethos passen. Die Frage, weshalb gerade Pflegende zu Tätern werden, macht es notwendig, deren Berufssituation genauer zu betrachten und zu prüfen, welche pflegespezifischen Problemlagen als Kontextbedingungen für die Taten relevant sind.

Öffentlich findet eine Diskussion über die Situation der Pflege dann statt, wenn die Sicherstellung ausreichender Pflegeleistungen fraglich ist, in der Regel wegen Personalmangels. Dies war hierzulande in den 80er Jahren zuletzt der Fall, als unter dem Schlagwort „Pflegenotstand" insbesondere das Thema Arbeitsbedingungen Eingang in den öffentlichen Diskurs fand. Mit der Verschlechterung der allgemeinen Arbeitsmarktsituation seit Beginn der 90er Jahre ist dieses Problem vom Tisch, und damit auch die öffentliche Auseinandersetzung mit der Situation der Pflege. Hier wird leider übersehen, daß für die komplexen inhaltlichen Ursachen des Pflegenotstandes nur partiell Lösungen gefunden wurden und die Tatsache, daß derzeit ausreichend Pflegekräfte auf dem Markt sind, primär der allgemeinen wirtschaftlichen Situation zu „verdanken" ist (Schreiner 1991).

Wir möchten auf das Thema Arbeitsbedingungen der Pflege (ungünstige Arbeitszeiten, schlechte Karriereaussichten, unzureichende Stellenplanbemessung und unangemessene Bezahlung) nicht näher eingehen. Beine belegt in seinen umfangreichen Recherchen über Tötungsdelikte durch Pflegende, daß in den einzelnen Fällen die konkreten Arbeitsbedingungen sehr unterschiedlich waren (Beine 1996). Sie kommen daher allenfalls als subjektiv wahrgenommene Belastungsmomente in Betracht.

Interessanter erscheint uns im Zusammenhang mit dem Pflegenotstand das Phänomen der kurzen Verweildauer im Beruf: aus dem Verhältnis der Ausbildungsabsolventen zu der Zahl der Beschäftigten in der Pflege ergibt sich eine mittlere Dauer der Berufstätigkeit von ungefähr fünf Jahren. Dies ist nicht allein der Tatsache, daß viele Frauen zugunsten einer „Familienphase" aussteigen oder pausieren, zu verdanken. Es steigen auch sehr viele junge, ledige und kinderlose Pflegekräfte aus dem Beruf aus (Overlander 1994). Überraschenderweise steht dem entgegen, daß die Berufszufriedenheit im allgemeinen doch besser ist, als man gemeinhin annehmen möchte (z.B. Widmer 1988, Dätwyler/Baillod 1995). Die Begründung liegt unseres Erachtens darin, daß in der Pflege die Schere zwischen den Erwartungen an die Berufstätigkeit und die berufliche Realität weit auseinanderklafft und es sehr unterschiedliche individuelle Formen des Umgangs mit dieser Tatsache gibt. Eine starke Diskrepanz zwischen Erwartung bzw. Anspruch und Wirklichkeit ist ein erheblicher Belastungsfaktor und bewirkt häufig Frustrationen, evtl. auch Versagensgefühle. Deshalb sollen im folgenden die Hintergründe dieser Anspruch-Wirklichkeits-Diskrepanz beleuchtet werden. Dazu müssen die Fremd- und Selbstansprüche an Pflege mit den Rahmenbedingungen und dem Berufsalltag verglichen werden. Im Hinblick auf unsere Fragestellung sollen bei der Betrachtung des Pflegealltags insbesondere die Belastungs- bzw. Überforderungsmomente identifiziert werden.

Erwartungen an die Pflege

Mit Sicherheit gibt es in der Öffentlichkeit keine einheitliche Vorstellung der Realität des Pflegeberufes. Doch gilt gemeinhin die Meinung, daß die Pflege ein „schwerer", gleichzeitig auch ein „schöner" Beruf sei. Anerkannt wird, daß die Pflege harte Arbeit leistet, daß die Pflegenden viel „Unangenehmes" tun müssen, weiterhin erfahren die Pflegenden in der öffentlichen Meinung Aufwertung durch die Medizinnähe. Der Aspekt des „selbstlosen Dienens", der Hingabe und Zuwendung für alte, schwache, kranke, hilfsbedürftige Menschen wird besonders anerkannt. Gleichzeitig werden Selbstlosigkeit und Hingabe auch erwartet. Eine Schwester, die dieses nicht leistet, ist eine „schlechte" Schwester. Somit sind die öffentlichen Erwartungen bzw. die Erwartungen der Klienten an die Pflege auch moralische Erwartungen, sie beziehen sich auf eine innere Haltung und ethische Grundeinstellung. Für die moralisch hoch zu bewertenden Tätigkeiten der Pflege wird auch heute noch „innerer Lohn" versprochen. So verspricht die Werbekampagne für Pflegeberufe der Deutschen Krankenhausgesellschaft von 1991: „...gesunden und kranken Menschen zu helfen, Leben zu retten, hierdurch berufliche Zufriedenheit und Erfüllung (zu) finden". Insgesamt bezieht sich das öffentliche Bild der Pflege und damit auch die Erwartungshaltung auf die tradierte Berufsrolle des medizinischen Hilfsberufes und der selbstlos sorgenden „omnipotenten Übermutter" (Steppe 1994).

Somit sind die öffentlichen Erwartungen bzw. die Erwartungen der Klienten an die Pflege auch moralische Erwartungen.

Es gibt andere Kriterien, die für das Ansehen eines Berufes entscheidend sind, z.B. Einkommen, Macht und Einfluß, Eigenständigkeit, gesellschaftliche Bedeutung der Tätigkeit, etc. – auf diesen Ebenen hat die Pflege keinen besonders guten Stand. Pflege wird als sinnvoll und notwendig angesehen, aber es wird ihr kein eigenständiger Faktor im Genesungsprozeß zugeschrieben. Die Pflegenden selbst erleben ihre Berufstätigkeit als nicht ausreichend anerkannt.

Konkret erlebbar ist für die Pflegenden die allgemeine Vorstellung über ihren Berufsauftrag durch die ausgesprochenen oder unausgesprochenen Erwartungen des Patienten. Neben der fachkompetenten Versorgung werden emotionale Leistungen erwartet, mindestens eine Hinwendung zum Menschen in fürsorglicher, einfühlsamer, verständnisvoller und „echter" Freundlichkeit. Beim Gedanken des Patienten an das Krankenhaus wird von Noelle-Neumann (1978) die „hilfsbereite Schwester" als das „stärkste positive Element" beschrieben.

Berufliches Selbstbild

Untersuchungen belegen, daß Pflegende für ihre Berufswahl primär soziale Motive haben (mit Menschen zu tun haben wollen, helfen wollen), und andere, beispielsweise existenzielle Gründe wie Arbeitsplatzsicherheit, weit dahinter zurücktreten (z.B. Willi 1992, Veit 1996).

Dieses Motiv der Mitmenschlichkeit bleibt auch in der Regel während des Berufsweges erhalten. Das Wohl der Patienten wird als der zentrale Pflegeauftrag betrachtet, die Beziehung zum Patienten als Grundlage dafür. Die wichtigsten positiven und negativen Erlebnisse des Berufslebens beziehen sich auf Erlebnisse mit den Patienten, dies wird zum einen als starke Forderung an sich selbst gesehen, zum andern wird auch die Berufszufriedenheit zu einem großen Teil aus den eigentlichen Pflegetätigkeiten gewonnen (Dätwyler/Baillod 1995, Weidner 1995).

Über den eigentlichen Kern der Arbeit besteht also bei Pflegenden breites Einvernehmen, darüber hinaus ist es nicht möglich, ein einheitliches berufliches Selbstbild auszumachen. Vielen Pflegenden fällt schwer, ihre Aufgaben und vor allem die Aufgabenabgrenzungen konkret zu beschreiben, noch weit schwieriger ist es dann, darüber einen Konsens zu finden. Diese Uneinheitlichkeit bezüglich des beruflichen Selbstverständnisses resultiert aus der Tatsache, daß sich die Pflege – im deutschsprachigen Raum – seit etwa 20 Jahren in einem fundamentalen Wandel befindet. Dabei werden die tradierte Rolle der „selbstlos-dienenden", karitativ tätigen

Krankenschwester und das Berufsverständnis als medizinisches Hilfspersonal verabschiedet – zugunsten eines eigenständigen Berufsverständnisses. Dieser Prozeß erklärt sich u.a. durch die Tatsache, daß sich Pflegebedürftigkeit aufgrund der demographischen Entwicklung und der Veränderung des Krankheitsspektrums (Zunahme chronisch Kranker) zu einem eigenständigen Phänomen herausbildete. Auch der von der Weltgesundheitsorganisation postulierte Paradigmenwechsel im Gesundheitswesen von der Krankheits- zur Gesundheitsorientierung hat Auswirkungen auf die Pflege, was sich beispielsweise an der Etablierung des Begriffs der aktivierenden Pflege festmacht. Und nicht zuletzt setzt sich der Einfluß der humanistischen Auffassungen in der Pflege gegenüber den traditionellen medizinischen und theologischen Leitbildern auch hierzulande durch.

Ein zentrales Merkmal beruflicher Eigenständigkeit ist Verantwortung für das eigene Handeln, dies beinhaltet den Zwang zu autonomen Entscheidungen und Begründungen.

Es dürfte deutlich geworden sein, daß sich durch die skizzierten Veränderungen das berufliche Selbstverständnis der Pflege grundlegend ändert und in der Folge auch traditionelle ethische Haltungen und Verhaltensnormen ungültig werden. Ein zentrales Merkmal beruflicher Eigenständigkeit ist Verantwortung für das eigene Handeln, dies beinhaltet den Zwang zu autonomen Entscheidungen und Begründungen. Ein dafür erforderlicher verbindlicher ethischer Grundkonsens auf der Grundlage einer eigenständigen Theoriebildung ist aber noch nicht etabliert.

In diesem Vakuum werden „Ganzheitlichkeit" und „patientenorientierte" Pflege als die neuen Schlüsselbegriffe postuliert. Beide Begriffe sind jedoch bislang nicht einheitlich definiert und werden in der Alltagssprache oft auch synonym verwendet. Wir wollen auf die beiden "neuen Postulate" näher eingehen. Patienten- oder Kundenorientierung in der Pflege meint, daß pflegerisches Handeln sich an den individuellen Bedarfen des Pflegebedürftigen ausrichtet, dabei soll der Mensch, nicht seine Krankheit, im Mittelpunkt stehen. Voraussetzung ist eine Betreuungskontinuität und ein Vorgehen nach dem Pflegeprozeßmodell. Die Interaktion mit dem Patienten wird zum Instrument. Für die Realisierung von Patientenorientierung bedarf es der schon erwähnten organisatorischen Bedingungen (Bezugs- oder mindestens Bereichspflege und interprofessionelle Zusammenarbeit) und hoher psychosozialer und kommunikativer Kompetenzen des Pflegenden. Die Pflegenden haben durch die patientenorientierte Pflege die Möglichkeit zu vollständigeren (Bühlmann 1995), „runderen" Tätigkeiten und zu mehr Eigenverantwortung.

Läßt sich Patientenorientierung noch einigermaßen klar beschreiben, so bleibt Ganzheitlichkeit ein diffuser Begriff, der beliebige Inhalte umfassen kann. Wie für die patientenorientierte Pflege gilt auch für die „ganzheitliche Betrachtungsweise", daß der Mensch als bio-psycho-soziale Einheit mit individueller Lebensgeschichte zu sehen ist. Bei der Ganzheitlichkeit kommen häufig noch spirituelle und transzendentale Elemente dazu, über die Krankheits- oder andere Lebensprozesse in einen Sinnzusammenhang gestellt werden. Dabei bleibt unklar, wie eine konkrete Umsetzung in die Praxis aussehen könnte. Soll die Appendektomie in der Zukunft nur noch in einem von der Pflege geschaffenen psychotherapie-ähnlichen Setting stattfinden?

Ganzheitlichkeit als normatives Ideal zu verankern, ohne gleichzeitige definitorische Abgrenzung und ohne analysierende und theoretische Prüfung der Realisierbarkeit, kann jedoch nur Enttäuschung oder Überforderung hervorbringen.

Den Grund, weshalb die Ganzheitlichkeit dennoch so breit eingefordert wird, sieht Claudia Bischoff in folgendem: „Die Pflege hat deshalb ein so starkes Eigeninteresse am Konzept der Ganzheitlichkeit, weil damit eine verbindliche und einende Idee und Theorie erhofft wird. Außerdem macht sie sich damit in gewisser Weise auch unangreifbar, denn wer Ganzheitlichkeit postuliert, ist per se der bessere Mensch. Und so wird Ganzheitlichkeit auch oft in einem moralischen Sinn insbesondere gegen eine böse, weil nicht-ganzheitliche Medizin gewendet." (Bischoff 1994). Ganzheitlichkeit als normatives Ideal zu verankern, ohne gleichzeitige definitorische Abgrenzung und ohne analysierende und theoretische Prüfung der Realisierbarkeit, kann jedoch nur Enttäuschung oder Überforderung hervorbringen (Richter & Saake 1996). Gleichwohl belegt das Interesse der Pflege an der Ganzheitlichkeit unseres Erachtens auch, daß der Wunsch nach umfassender Betreuung ihrer Klientel im persönlichen Berufsethos der meisten Pflegekräfte fest verankert ist und daß der Selbstanspruch an die Pflegetätigkeit steigt.

All diese beschriebenen Veränderungsprozesse im beruflichen Selbstverständnis der Pflegenden sind jung, theoretisch bislang wenig fundiert, und werden durchaus nicht einheitlich von allen Pflegenden geteilt. Eine weitere Schwierigkeit für die Pflege liegt sicher auch darin begründet, daß durch das geänderte Pflegeverständnis ganz grundlegende gesellschaftliche Erwartungen und Zuschreibungen nicht mehr erfüllt werden (Steppe 1994), damit auch Erwartungen der Patienten sowie Erwartungen der anderen Berufsgruppen (was einen guten Anteil des chronischen "Ärzte-Pflege-Konflikts" ausmacht!).

Rahmenbedingungen der Pflege

Die Realisierung einer eigenständigen und kundenorientierten Pflege bedarf diverser Voraussetzungen bezüglich der Kompetenzen der Pflegenden, außerdem müssen adäquate äußere Bedingungen gegeben sein. Die erforderlichen Kompetenzen werden von Fachverbänden als Schlüsselqualifikationen beschrieben. Schlüsselqualifikationen beschreiben wiederkehrende Kompetenzen einer Pflegeperson. Es handelt sich um Fähigkeiten, die funktionsübergreifend sind und zudem allgemeinbildenden Charakter haben. Sie umschreiben Handlungen, Wissen und Fertigkeiten für das selbständige Lösen berufsspezifischer Problemstellungen. Zu diesen Schlüsselqualifikationen gehören nach Ansicht der Fachverbände: Fach- und Methodenkompetenz, Sozialkompetenz, Humankompetenz, Selbstkompetenz, ökologische, ökonomische Kompetenz sowie berufspolitische Kompetenz. („Bildungsoffensive Pflege" des Bundesausschusses der Länderarbeitsgemeinschaften der Lehrerinnen und Lehrer für Pflegeberufe und Bundesarbeitsgemeinschaft Leitender Krankenpflegepersonen e.V., März 1995)

Die Ausbildungsrealität sieht aber anders aus: Laut Krankenpflegeausbildungs- und Prüfungsverordnung (KrPflAPrV) von 1985 sind für die Fächer Psychologie, Soziologie und Pädagogik lediglich 100 Unterrichtsstunden vorgesehen.

(Zum Vergleich: Biologie, Anatomie und Physiologie 120 Std.) Die Vermittlung psychoemotionaler, sozialer und kommunikativer Kompetenzen als Vorbereitung auf die Begleitung von Patienten durch existenzielle Krisensituationen ist dagegen defizitär. Die Fachverbände prangern dieses Ausbildungsdefizit an, und Untersuchungen belegen, daß die Pflegenden selbst ihre Ausbildung in der Regel retrospektiv als ungenügend erleben (Weidner 1995, Dätwyler & Baillod 1995, Galuschka et al. 1994).

Auf die zukünftig verstärkt auf die Pflege zukommenden sogenannten sekundären Pflegeleistungen wird in der Ausbildung überhaupt nicht eingegangen.

Auch an vielen anderen Stellen leistet die Pflegeausbildung nur ungenügende Vorbereitung auf die zukünftige Berufstätigkeiten. So stehen für das Fach Rehabilitation gerade 20 Stunden zur Verfügung – und dies angesichts der Tatsache, daß ein wesentlicher Pflegeauftrag Gesundheitsförderung ist. Auf die zukünftig verstärkt auf die Pflege zukommenden sogenannten sekundären Pflegeleistungen (Beraten, Betreuen, Planen, Organisieren, Leiten, Qualitätssicherung, Lehren, Entwickeln, Forschen) wird in der Ausbildung überhaupt nicht eingegangen. Diese Ausbildungsdefizite lassen sich in der späteren berufsbegleitenden Fortbildung nur teilweise ausgleichen.

Die äußeren Rahmenbedingungen betreffen die Organisation und die Politik. Wir haben schon beschrieben, daß z.B. die Realisierung von Patientenorientierung einer Fülle organisatorischer Voraussetzungen bedarf, die oft nicht gegeben sind. Daneben sind die politischen Vorgaben unzulänglich. Zwar hat sich ein verändertes Pflegeverständnis in einzelnen gesetzlichen Regelungen niedergeschlagen. So entstand in den Siebziger Jahren der Altenpflegeberuf als Ausbildungsberuf und wurde den Sozial-, nicht den Gesundheitsberufen zugeordnet. Der Begriff des Pflegeprozesses wurde 1985 in das Krankenpflegegesetz aufgenommen, der Begriff aktivierende Pflege 1994 in das Pflegeversicherungsgesetz (SGB XI), das Pflegemodell von Roper fand 1994 Eingang in das verbreitetste deutschsprachige Lehrbuch von Juliane Juchli. Doch gleichzeitig bleibt die von Fachverbänden lange geforderte Bildungsreform aus, und im Rahmen der Kostendämpfung im Gesundheitswesen mußte die Pflege schmerzhafte

Einschnitte hinnehmen. So wurde beispielsweise die Ablösung der Personalanhaltszahlen im Krankenhaus von 1969 durch eine bedarfsorientierte Personalbemessung langjährig von Fachverbänden erkämpft, dann endlich 1993 als Pflegepersonalregelung (PPR) durchgesetzt, und bereits 1996 aus Kostengründen wieder ausgesetzt.

Es fehlen auch klare berufsrechtliche Regelungen. Der originäre – und damit geschützte – Bereich der Berufsausübung ist nicht definiert. Es fehlt die Beschreibung von Vorbehaltsleistungen, d.h. die Beschreibung der Aufgaben, die ausschließlich von examinierten Pflegekräften wahrgenommen werden dürfen. Weiterhin hinkt der deutschsprachige Raum den angloamerikanischen Ländern in Hinblick auf die Theoriebildung weit hinterher. Damit fehlt die Entwicklung von Modellen, von verbindlichen Leistungsstandards, von Qualitätsbeschreibungen und Formen der Qualitätssicherung.

Fassen wir diese Aspekte der Rahmenbedingungen zusammen, so wird deutlich, daß es nicht der individuellen Pflegeperson anzulasten ist, wenn die Definition der Pflege und die Beschreibung des Berufsbildes uneinheitlich sind und unvollständig bleiben. Dieser Mangel und die Uneinheitlichkeit von Normenkatalogen schaffen Unsicherheiten. Die Pflegenden selbst leiden unter dieser Diffusität (Weidner 1995), es wird schwierig, die eigene Arbeit zu konzeptionieren.

Beruflicher Alltag

Wir haben den Selbstanspruch der Pflegenden beschrieben und die Veränderung des Tätigkeitsprofils durch die Kundenorientierung. Unter dem Punkt „gesellschaftliches Umfeld" haben wir erläutert, daß sich in den stationären Einrichtungen die Klientel verändert, es sind mehr schwerpflegebedürftige Menschen zu betreuen, die höhere Ansprüche an die Pflege stellen.

Unter Berücksichtigung dieser Aspekte wollen wir nun die Alltagsrealität der Pflegenden betrachten. Das Kernmerkmal der Pflege gegenüber den anderen Berufsgruppen ist die Präsenz bei den Patienten. Die Pflegenden verbringen im Vergleich zu den anderen Berufsgruppen den größten Teil ihrer Arbeitszeit am Patienten und sind als einzige Berufsgruppe für die Patienten über 24 Stunden am Tag ansprechbar. Dabei können sie die Begegnung mit dem Patienten oft nicht verschieben, haben in der Regel sofort zu handeln, wenn der Patient Hilfe braucht. Stationäre Pflege kann nicht „auf Sprechstundenbasis" stattfinden und ist somit eine spontane Angelegenheit. Wie bereits beschrieben, sind im Krankenhaus die Pflegenden im Vergleich zu Ärzten und Therapeuten in der Regel wesentlich häufiger anwesend, wenn Krankheitsverläufe chronisch oder terminal werden, d.h. wenn im medizinischen Sinne „nichts mehr gemacht werden kann". Dies sind sehr schwierige und fordernde Situationen.

Die Pflegenden kümmern sich um die alltäglichen, allgemeinen, grundständigen und basalen Bedürfnisse der Patienten und leisten Begleitung in Krisen.

Neben der zeitlichen Präsenz bringt der spezifische Auftrag der Pflege eine besondere Form der Nähe zum Patienten. Die Pflegenden kümmern sich um die alltäglichen, allgemeinen, grundständigen und basalen Bedürfnisse der Patienten und leisten Begleitung in Krisen. Schon der Zugang zum Patienten vollzieht sich in der Pflege körpernah, alltagsnah und in der Unterstützung bei den täglichen Verrichtungen (wozu auch der häufige Umgang mit Ausscheidungsprodukten gehört). Gerade die körpernahen Tätigkeiten beinhalten ständige Eingriffe in die Intimsphäre des Patienten. Viele der gemeinsam mit dem Patienten zu bewältigenden Probleme sind allgemeiner Natur, z.B. das Durchführen der Körperpflege. Im Vergleich dazu haben Ärzte oder Therapeuten einen spezifischeren Auftrag; die Begegnung bezieht sich auf die Lösung isolierbarer und abgrenzbarer Probleme oder Bereiche, der Zugang zum Patienten ist demzufolge problemorientiert.

Die Begegnung Pflege – Patient ist also direkter, unmittelbarer und alltagsnäher als die Arzt-Patient-Begegnung, die Gesprächsebene ist weniger abstrakt und bleibt auf der Ebene des Praktikablen. Weiterhin ist – oder sollte – die Begegnung von empathischem Sich-Einfühlen geprägt sein. Sowohl für eine gute Krisenbegleitung als auch für das Erkennen von Bedürfnissen ist dieses „Hineinfühlen" eine Voraussetzung. Dies gilt um so mehr, wenn der Patient sich nicht oder nicht adäquat verbal äußern kann, z.B. bei dementen oder apallischen Patienten. Damit findet die Pflege-Patient-Beziehung auch auf einer sehr emotionalen Ebene statt. Diese starke Betonung der Affektebene, die Kontinuität, die Alltagsnähe und die Direktheit der Beziehung haben u.a. zur Folge, daß die Patienten gegenüber den Pflegenden die niedrigste Hemmschwelle haben, sich „unverstellt", mit nachvollziehbaren Alltagsfreuden oder Kümmernissen mitzuteilen. Damit sind die Pflegenden den Affekten der Patienten am meisten ausgesetzt, ob diese nun positiv (Freundschaftsangebote, Mitteilung von Dankbarkeit, Hilferufe) oder negativ (Appelle an Zuwendung auch durch unangenehme Patienten, aggressive oder erniedrigende Äußerungen) sind. Und sie erleben die Nöte und Sorgen sehr hautnah mit: Sie sind direkt mit dem Leiden, der Auswegslosigkeit bei chronischen Verläufen und den Prozessen des Verfalls bei „abbauenden" Patienten konfrontiert.

Die Pflegenden sind den Affekten der Patienten am meisten ausgesetzt, ob diese nun positiv oder negativ sind.

Für diese extremen Belastungsmomente fehlen weitgehend professionelle Bewältigungsmuster. Untersuchungen belegen, daß die berufliche Belastung häufig bis ins Privatleben hineinwirkt (Galuschka et al. 1994), berufliche und private Beziehungsmuster dabei verknüpft werden (Weidner 1995), die Bewältigungsweisen unsystematisch und individuell sind (ebd.) und häufig Übertragungsmechanismen stattfinden (Ruthemann 1993).

Es fehlen Techniken und Bedingungen für eine innere Distanzierung. Die Selbst- und Fremderwartung an die Berufsrolle verpflichten zu Zuwendung und Empathie, gleichzeitig wurde gezielte Selbstreflexion nicht erlernt. Auch die räumlichen und zeitlichen Bedingungen erschweren die Distanzgewinnung: Die Pflegenden sind rufbereit, sie müssen zum Patienten, wenn er Hilfe braucht. Es gibt auf kaum einer Station einen Raum, der Patienten völlig unzugänglich ist, wo Pflegende sich zurückziehen oder sich absolut ungestört einem Gespräch oder einer Schreibarbeit widmen können. Das Angebot professionell gestützter Gespräche und Reflexionen (z.B. Supervision) ist selten gegeben.

In diesem Zusammenhang sei die Anrede der weiblichen Pflegenden mit „Schwester" und Vornamen erwähnt. Diese Anredeform erweckt fälschlicherweise den Eindruck, die Pflege-Patient-Beziehung könne familiarisiert werden (Strasser 1993/94). Unseres Erachtens impliziert diese Anredeform auch einen Mangel an Respekt. Außer in Pflegebeziehungen sind es ausschließlich Kind-Erwachsenen-Beziehungen, in denen sich nicht beide Gesprächspartner mit Vor- oder Nachnamen ansprechen.

Der einzelne Pflegende bestimmt nicht über geschlossene Handlungsabläufe.

Ein weiteres Merkmal des Pflegealltags ist der Mangel an der so sehr eingeforderten Eigenständigkeit. Die patientenorientierte Pflege hat sich bislang allenfalls in Ansätzen durchgesetzt und der einzelne Pflegende bestimmt damit auch nicht über geschlossene Handlungsabläufe. Auch auf anderer Ebene bleibt ein Teil pflegerischen Handelns fremdbestimmt, nämlich durch die Fachweisungsbefugnis der Ärzte an die Pflege (Krankenpflegegesetz § 4, Abs. 2). Pflegende haben Assistenz bei diagnostischen und therapeutischen Maßnahmen zu leisten, unabhängig davon, ob der Mitarbeiter einen Sinn oder eine Notwendigkeit in dieser Maßnahme erkennt. Das Entscheidungsmonopol über Diagnostik und Therapie liegt bei den Ärzten; Pflegende haben die Konsequenzen für die praktische Behandlung umzusetzen, auch wenn sie beispielsweise eine ärztliche Entscheidung zu invasiven Maßnahmen im terminalen Stadium ablehnen. Weiterhin haben Pflegende kein eigenes Aufklärungsrecht Patienten gegenüber. Es kommt vor, daß todkranke Patienten zu pflegen sind, denen die Diagnose nicht mitgeteilt wurde (Jakobs 1992). Hier erleben Pflegende nicht nur ihre ethischen und moralischen Vorstellungen als ungehört und abgewiesen, sondern sie unterliegen darüber hinaus dem Zwang, gegen ihre Überzeugung zu handeln.

Auch bezüglich der Gestaltung von Strukturen und Rahmenbedingungen wird die Position der Pflege innerhalb der verschiedenen Berufsgruppen von den Pflegenden als schlecht beurteilt. Die Pflegenden sehen sich innerhalb des Klinikgeschehens in zentraler Position, haben aber nur geringe Einflußmöglichkeiten (Weidner 1995).

Weiterhin kann die Tatsache des Schichtdienstes die Handlungsautonomie einzelner eingrenzen. Da eine Rund-um-die-Uhr-Betreuung stattfindet, handeln immer mehrere Mitarbeiter am Patienten. Daß nun alle Beteiligten die gleichen und dokumentierten Maßnahmen ausführen, ist selbstverständlich. Doch sollten auch für die Interaktion die gleichen Prinzipien, der gleiche „Stil" gelten, insbesondere, wenn es um die Betreuung Dementer oder die Begleitung von Patienten in schweren persönlichen Krisen geht. Das heißt zwischen der „modernen Krankenschwester" der Frühschicht und der „traditionell orientierten" Kollegin der Spätschicht muß ein für beide verbindlicher Kompromiß hergestellt werden. Damit ist für die Pflegenden ein gut funktionierendes Team sehr wichtig, und es bindet viel emotionale Energie, wenn dem nicht so ist.

Folgerungen

Wir haben mehrfach beleuchtet, daß auf unterschiedlichen Ebenen die eigenen und die von außen gestellten Ansprüche und Erwartungen (moralische und fachliche) an die Pflege steigen und das Aufgabenfeld sich erweitert hat. In der Pflegepraxis ist zwar die Ausweitung des Anforderungsspektrums sehr zu spüren, die Realisierung von professioneller Eigenständigkeit ist aber allenfalls in sehr bescheidenen Ansätzen erlebbar. Das heißt: Pflegende wissen, was Pflege leisten sollte; wer sich fortbildet weiß auch, was Pflege leisten könnte, und in der Praxis wird erlebt, was sie lediglich leistet. Die aktuelle Umbruchsituation läßt die Theorie-Praxis-Schere weiter auseinanderklaffen denn je.

Die Veränderungen des Aufgabenspektrums beinhaltet eine Zunahme von psychischen Belastungsmomenten, für deren Kompensation keine ausreichenden Bewältigungsmuster vorhanden sind. Den Pflegenden fehlen auch Techniken der Distanzierung, der Kontrolle des eigenen Engagements, der Vermeidung einer zu starken Identifikation. Die Folge ist oft genug eine emotionale Überforderung, die sich unter

Umständen in Reaktionen wie Depersonalisierung von Patienten oder sprachlichen Zynismen niederschlagen kann (Overlander 1994).

Für die Realisierung von patientenorientierter Pflege in professioneller Eigenständigkeit fehlen pflegetheoretische Kenntnisse, psychosoziale Kompetenzen und oft genug auch die strukturellen und organisatorischen Voraussetzungen. Aufgrund der Umbruchsituation in der Pflege fehlen die Sicherheiten durch ein einheitliches Berufsbild, durch einen verbindlichen Normenkatalog und durch klare Aufgabenbeschreibungen. Die Folge können Schuld- und Defizitgefühle sein, ethische Gewissenskonflikte, Unzufriedenheiten.

Die Möglichkeiten zur beruflichen Eigenständigkeit werden auf unterschiedlichen Ebenen beschnitten. Natürlich kann eine solche Einengung der Handlungsräume von Pflegenden als Kränkung erlebt werden, sie kann das Selbstwertempfinden senken oder Ohnmachtsgefühle hervorrufen. Doch es leidet auch die Qualität der Arbeit: Mit steigenden Einflußmöglichkeiten weisen Pflegende nämlich höhere kognitive und moralische Dimensionen und bessere Fähigkeiten in bezug auf zwischenmenschliche Interaktion auf (Raatikainen 1996).

Die Unvereinbarkeit zwischen den eigenen Vorstellungen der Pflegenden über die Patientenbetreuung mit der Realität belastet erheblich, und dies ganz besonders, wenn es zu (wirklichen oder vermeintlichen) Mängeln in der Betreuung Schwerkranker oder Sterbender kommt. Da eine distanzierte Betrachtung von Gesamtzusammenhängen selten stattfindet, suchen die Pflegenden in solchen Situationen die Schuld bei sich selbst und individualisieren damit ein strukturelles Problem. Ähnlich verhält es sich, wenn zeitgleich widersprüchliche Anforderungen vorliegen. Wenn beispielsweise ein Patient die Nahrung verweigert, bleiben die Ziele „Sicherstellung ausreichender Nahrungszufuhr" und „Patienten Selbstbestimmung einräumen" unvereinbar. Fehlt in solchen Dilemmasituationen die Reflexion, so entstehen Schuldgefühle.

Alle diese aufgeführten Aspekte belegen, welch erheblicher Professionalisierungsbedarf für die pflegerische Praxis besteht und daß eine Patientenorientierung nicht ohne gleichzeitige Personalorientierung (Erweiterung der Kompetenzen und Handlungsressourcen) umgesetzt werden kann. Daß Pflegemitarbeiter, die die beschriebene vulnerable Persönlichkeitsstruktur aufweisen, nicht durchgängig zu adäquatem Umgang mit den vielschichtigen Belastungsformen in der Lage sind, muß wohl nicht mehr eigens dargelegt werden.

Literatur:

Beine: Karl-H.: Krankentötungen in Kliniken und Heimen und die Einstellung der Mitarbeiter in Gesundheitsberufen zur aktiven Sterbehilfe. Habilitationschrift, Medizinische Fakultät, Universität Witten/Herdecke 1996.

Bischoff, Claudia: Ganzheitlichkeit in der Pflege. Anmerkungen zu einem strapazierten Begriff. In: Dr. med. Mabuse, Heft 91, 1994, S. 37-41

Bühlmann, Rosi: Patienten akzeptieren und verstehen. Eine Studie über Erleben und Verhalten von Pflegenden in menschlich anspruchsvollen Pflegesituationen. In: Pflege, Band 8 (1995), S. 121-129.

Bundesausschuß der Länderarbeitsgemeinschaften der Lehrerinnen und Lehrer für Pflegeberufe und Bundesarbeitsgemeinschaft Leitender Krankenpflegepersonen e.V.: Bildungsoffensive Pflege. Dokumentation der gemeinsamen Arbeitstagung vom 1. März 1995 in Würzburg.

Dätwyler, Barbara und Baillod, Jürg: Mit-Leidenschaft. Krankenschwestern sprechen über ihren Beruf. Bern: Huber 1995.

Galuschka, L., Hahl, B., Neander, K.-D., Osterloh, G.: Die Zukunft braucht Pflege. Eine qualitative Studie über die Belastungswahrnehmungen beim Pflegepersonal. Frankfurt/M.: Mabuse 1994.

Jakobs, Peter: Das Recht der Medizin und die Pflicht der Pflege. In: Schmidbauer, Wolfgang (Hrsg.): Pflegenotstand. Das Ende der Menschlichkeit. Reinbek: Rowohlt 1992.

Noelle-Neumann, Elisabeth: Krankenhaus und Zeitgeist. Meinungen und Erfahrungen in vergleichender demoskopischer Analyse 1970-1978, Wuppertal 1978.

Overlander, Gabriele: Die Last des Mitfühlens: Aspekte der Gefühlsregulierung in sozialen Berufen am Beispiel der Krankenpflege. Frankfurt/M.: Mabuse 1994.

Raatikainen, Ritva: Macht oder das Fehlen von Macht in der Pflege. In: Pflege, Band 9 (1996), S. 257-266.

Richter, Dirk und Saake, Irmhild: Die Grenzen des Ganzen. Eine Kritik holistischer Ansätze in der Pflegewissenschaft. In: Pflege, Band 9 (1996), 171-179.

Ruthemann, Ursula: Aggression und Gewalt im Altenheim. Verständnishilfen und Lösungswege für die Praxis. Basel: Recom 1993.

Schreiner, Paul-Werner: Ethik und Berufsidentität der Pflege – die Innenseite des Pflegenotstandes. In: Pflege, Band 4 (1991), S. 4-12.

Steppe, Hilde: Pflege im Umbruch. Eine Standortbestimmung. In: Dr. med. Mabuse, Heft 90, 1994, S. 48-51.

Strasser, Peter: Die Grenzen der Liebesethik. Teil I in: Pflege aktuell, Band 47 (1993), H. 12, S. 727-729; Teil II in: PFLEGE AKTUELL, Band 48 (1994), H. 1, S. 29-35.

Veit, Annegret C.: Motive der Berufswahl und Erwartungen an den Beruf bei Auszubildenden in der Krankenpflege. In: Pflege, Band 9 (1996), S. 61-71.

Weidner, Frank: Professionelle Pflegepraxis und Gesundheitsförderung. Eine empirische Untersuchung über Voraussetzungen und Perspektiven des beruflichen Handelns in der Krankenpflege. Frankfurt: Mabuse 1995.

Widmer, Martin: Stress, Stressbewältigung und Arbeitszufriedenheit beim Krankenpflegepersonal. Aarau 1988

Willi, Mechtild: Berufsstatus und Motivation zur Berufswahl. In: Pflege, Band 5 (1992), S. 133-142.

Kapitel VI

Auswege

Bevor wir zu einer Skizzierung möglicher Auswege aus Situationen kommen, in denen Gewalt und sogar Tötungen von Pflegekräften an Patienten geschehen, möchten wir kurz die Ausgangslage beschreiben. Im Anschluß an die Burnout-Forschung in psychosozialen Berufen haben wir auf die vielen Gemeinsamkeiten zwischen „ausgebrannten" Helfern und den Tätern hingewiesen. Zu nennen sind etwa die Tendenz zur Dehumanisierung der Patienten, aber auch das zum Teil übergroße Engagement. Ähnlich wie in der Burnout-Forschung gehen auch wir von einem komplexen multifaktoriellen Gefüge aus, das zu den Taten führt. Zentraler Anhaltspunkt ist in diesem Zusammenhang die Frage, welche Persönlichkeitsfaktoren auf welche Umfeldfaktoren treffen. Als Umfeldfaktoren haben wir auf gesellschaftliche, organisatorische und berufliche Merkmale verwiesen.

Um mit den Persönlichkeitsfaktoren zu beginnen: Wir konnten anhand der Literatur feststellen, daß viele der Täter über erhebliche Defizite im emotionalen Bereich verfügten. Vorherrschendes Merkmal war eine große emotionale Distanz gegenüber den zu versorgenden Patienten. Diese Distanz kontrastierte auffällig mit der schon erwähnten, zumeist großen Hilfsbereitschaft dieser Personen. Meistens arbeiteten sie mit großem, teils übergroßem Engagement für die ihnen anvertrauten Patienten. Doch ebenso wie sie in der Regel nicht in der Lage waren, die Beziehungen zu den Patienten zu gestalten, waren sie nicht in der Lage, adäquate Sozialbeziehungen zu ihren Kollegen und zu ihrem weiteren Umfeld aufzubauen. Letzteres hatte oftmals eine Vereinsamung in ihrem sozialen und beruflichen Umfeld zur Folge.

Wir gehen somit von einer vorbelasteten Persönlichkeitsstruktur der Täter aus. Im Anschluß an die psychiatrische und psychologische Forschung haben wir diesen Umstand mit dem Begriff „Vulnerabilität" gekennzeichnet. Die Täter kommen also mit einer höheren psychischen Verwundbarkeit in ihre Arbeitssituation hinein. Diese Arbeitssituation wird seit einigen Jahren von großen gesellschaftlichen Trends beeinflußt. Wir wiesen in diesem Zusammenhang auf die demographische Entwicklung, die zunehmende Veralterung der Gesellschaft hin. Zusammen mit sich veränderndern technischen und finanziellen Rahmenbedingungen wird hierdurch die Überforderung der Pflegekräfte geradezu provoziert.

In der Klinik oder im Altenheim selbst treffen die späteren Täter auf Arbeitsbedingungen, die in vielen Fällen nicht gerade gesundheitsförderlich sind. Angefangen von der Knappheit des Personals über oftmals noch extrem hierarchische Organisationsformen bis hin zu organisatorischen Fehlleistungen hinsichtlich der Versorgung chronisch und schwerkranker Menschen reicht die Charakterisierung dieser Arbeitsbedingungen. Besonders bemerkenswert ist die Tatsache, daß bei nahezu allen dieser Taten eine große Belastung durch die generelle Arbeitssituation im Umgang mit alten, schwerstpflegebedürftigen und somit auch sehr abhängigen Patienten bestand. In unterschiedlichem Ausmaß erfuhr diese Klientel eine Abwertung, z.B. wenn der Eindruck vorlag, die „Abschiebestation" der Klinik zu sein, oder wenn Patienten das Etikett „austherapiert" erhielten. In vielen Fällen kamen noch besondere Streßfaktoren hinzu, etwa Konflikte im Team oder eine ständige physische Überbelastung.

Als weiteren Faktor identifizierten wir die großen Erwartungen, mit denen die Pflege sowohl von außen als auch aus der eigenen Berufsgruppe heraus konfrontiert wird. Von außen wird beispielsweise die ständige Hilfsbereitschaft bei gleichzeitiger emotionaler Ausgeglichenheit erwartet. Anstatt sich nun offensiv mit diesen Forderungen auseinanderzusetzen, wird in Lehrbüchern und anderen Publikationen gerade von führenden Vertreterinnen der Pflege der Erwartungsdruck noch erhöht. Beispielhaft haben wir das Thema „Ganzheitlichkeit" angeführt, das seit geraumer Zeit die Literatur unkritisch beherrscht. Der Erwartungsdruck, sämtliche biologischen, psychischen und sozialen Bedingungen jedes Patienten zu jeder Zeit zu beachten und positiv zu beeinflussen, kann im Grunde nur zum Scheitern führen.

Wir interpretieren die Gewalt- und Tötungsdelikte durch Pflegepersonal als Akte, die aus individuellen Notlagen heraus geschehen, in denen die Täter für sich keine alternativen Umgangsformen mit ihren Belastungen sehen. Um es noch einmal zu betonen, dies soll kein verständnisheischender Freibrief für solche Taten sein. Es stellt sich immer die Frage, wieso die späteren Täter keine anderen Lösungen aus ihrer Notlage gewählt haben. Doch muß man sich dem Umstand stellen, daß aus der Täterperspektive in den meisten dieser Situationen offenbar keine anderen Auswege bereitstanden.

Durch die Tabuisierung negativer Denk-, Erlebens- oder gar Handlungsweisen wird nicht deren Existenz, wohl aber deren Veränderbarkeit verhindert.

Die Taten beweisen, daß Mißhandlungs- und Tötungsdelikte nicht als „denkunmöglich" (Beine) gelten dürfen. Niemand kann behaupten, in seiner Einrichtung könne „so etwas" nicht passieren. Durch die Tabuisierung negativer Denk-, Erlebens- oder gar Handlungsweisen wird nicht deren Existenz, wohl aber deren Veränderbarkeit verhindert.

Weiterhin bringen die Taten zum Ausdruck, daß die Rechte, die Autonomie und die Integrität von Patienten und Bewohnern auf allen Ebenen zu schützen sind. Dies ist natürlich eine sehr allgemeine Aussage, die im Berufsethos aller fest verankert sein und keiner besonderen Erwähnung bedürfen sollte. Doch weiß jeder, daß die Realität anders aussieht. Beispielsweise zeigt schon ein Blick in die Hausordnung eines durchschnittlichen Altenheimes, wie wenig Privatsphäre den Bewohnern bleibt. Mit diesbezüglichen Appellen an die Mitarbeiter ist wenig gedient, die Kundenorientierung muß sich in der gesamten Organisationsstuktur und -kultur niederschlagen. Zusätzlich sind dringend Beschwerdestellen, Ombudspersonen und andere Formen von Nutzerkontrollen einzurichten, um die Rechte von Patienten, Bewohnern sowie deren Angehörigen zu schützen und zu fördern.

Auf seiten der Mitarbeiter muß es nicht nur um die Förderung von Eigenständigkeit und Selbstverantwortung sowie den individuellen Umgang mit Belastungen gehen, es müssen gleichzeitig auch Belastungsfaktoren im Umfeld verringert werden. Diesbezüglich möchten wir nochmalig auf die Burnout-Forschung verweisen. Burisch (1994) zieht im Zusammenhang mit Auswegen aus dem Burnout den treffenden Vergleich mit der Malaria-Bekämpfung. Man müsse die gefährdeten Personen impfen, gleichzeitig aber die Sümpfe trockenlegen. Die Verbesserung der Bewältigungsfähigkeiten der Betroffenen und damit ihre Anpassung an die existierenden Arbeitsbedingungen einerseits sowie die Umgestaltung der Arbeitsbedingungen und damit ihre Anpassung an die Bedürfnisse der Betroffenen andererseits schließen sich nicht gegenseitig aus (Wieland-Eckelmann 1992). So läßt sich der Umgang mit Tod und Sterben im Pflegeberuf nicht grundsätzlich vermeiden. Verbessern läßt sich dagegen die Vorbereitung auf diese Problematik in Aus- und Fortbildung und die Integration dieses Themas in das Selbstverständnis moderner Kliniken und Heime.

Auf einzelne Aspekte zum Themenkomplex der Belastung wollen wir im folgenden detaillierter eingehen. Dabei möchten wir zum einen auf individuelle Bewältigungsmechanismen eingehen, zweitens kommen wir auf organisatorische Veränderungen zu sprechen, und drittens sollen berufspolitische Themen angesprochen werden.

Individuelle Bewältigungsmechanismen

Die Forderung, individuelle Bewältigungsmechanismen zu fördern und zu schulen, kann nicht darauf hinauslaufen, den Betroffenen diese Aufgabe im privaten Rahmen aufzubürden. Da diese Mechanismen vorwiegend im beruflichen Kontext gebraucht werden, muß die Förderung natürlich auch dort geschehen. Während die Imagepflege des Krankenhauses zunehmend als wichtig erkannt wird, hat sich die auch dafür notwendige „Personalpflege" (Brinkmann 1993) bislang kaum durchsetzen können. Letztlich ist die Personalpflege eine präventive Maßnahme, die in der Klinik natürlich nicht nur zur Vermeidung von Gewalt- und Tötungsdelikten führen kann. Die Verringerung des Krankenstandes und der Personalfluktuation, um nur zwei positive Folgen zu nennen, liegen ebenfalls in der Konsequenz der Personalpflege.

Den seelischen Bedürfnissen und dem seelischen Befinden der Beschäftigten muß mehr Aufmerksamkeit gewidmet werden (Badura 1993). Gerade in Krankenhäusern, deren Selbstverständnis sich in Richtung „Gesundheitszentrum" verändert, ist es unverständlich, wie wenig die Gesundheit der eigenen Mitabeiter beachtet wird. Gesundheitsförderung am Arbeitsplatz sollte gerade dort in das jeweilige berufliche Selbstverständnis integriert und von der Organisation unterstützt werden. Welche Dimensionen einer arbeitsplatzbezogenen Gesundheit im einzelnen von derartigen Programmen angesprochen werden können, lassen sich der folgenden Aufstellung entnehmen (nach Udris et al. 1992):

- adäquate Einschätzung der eigenen Handlungskompetenz;
- affektive Schwingungsfähigkeit, also der adäquate Umgang mit Emotionen;
- Widerstandsfähigkeit gegenüber Belastungen;
- Kapazität bzw. Potential, selbständig Ziele zu setzen und zu verfolgen;
- Fähigkeit, Umwelt- und soziale Anforderungen bzw. Belastungen und Krisen zu bewältigen.

Die basalen verwundbar machenden Persönlichkeitsfaktoren können zweifelsohne auch in einer gesundheitsbewußten Organisation nicht wieder korrigiert werden. Wozu Jahrzehnte der Sozialisation beigetragen haben, läßt sich nicht in wenigen Monaten beseitigen. Gleichwohl sind auch diese Persönlichkeitsfaktoren keine vollkommen feststehenden Größen. Der zentrale Ansatzpunkt der psychischen Gesundheitsförderung liegt in dem letzten Punkt der Aufstellung, nämlich in den jeweils individuellen Umgangsformen mit Problemen, genauer gesagt in den Bewältigungsmechanismen (Copingstrategien). Wie oben schon angedeutet, läßt sich nicht jede Form von Streß durch arbeitsorganisatorische Maßnahmen wirkungsvoll bekämpfen. Wenngleich in den Organisationsveränderungen diesbezüglich der primäre Ansatzpunkt liegen sollte, bleiben Stressoren übrig, die sich allein durch einen adäquaten Umgang mit ihnen entschärfen lassen.

Der Literatur lassen sich drei Typen von Bewältigungsmustern entnehmen (Udris et al. 1992):

- bewertungsorientierte Bewältigungsmuster; hierbei handelt es sich um die Analyse und die Neudefinition bzw. das kognitive Vermeiden und Verleugnen von Sachverhalten;
- problemorientierte Bewältigungsmuster; dies meint das Bemühen um Information und Hilfe;
- emotionsorientierte Bewältigungsmuster; hierbei handelt es sich um die affektive Steuerung von erlebten Sachverhalten.

Für unsere Thematik besonders bedeutungsvoll sind Schulungen, die sich auf den Umgang mit Streß im allgemeinen und mit beruflichem Streß im besonderen spezialisieren. In diesen Schulungen müssen die gerade beschriebenen Copingstrategien, ihre Vorzüge und Nachteile diskutiert werden. So können etwa Bewertungen eines Sachverhaltes durchaus der Situation angemessen sein, sie können aber den Mitarbeiter auch hindern, für sich eine Lösung eines Problems zu finden.

Streßmanagement setzt voraus, die eigenen Bedürfnisse, Fähigkeiten, vor allem anderen aber die eigenen Grenzen genau zu kennen.

Streßmanagement setzt voraus, die eigenen Bedürfnisse, Fähigkeiten, vor allem anderen aber die eigenen Grenzen genau zu kennen. Ich muß erkennen können, welche Symptome mir deutlich machen, daß ich die Grenzen der Belastbarkeit überschritten habe, vorausgesetzt, die Stressoren liegen nicht im privaten familiären Bereich. Dies fängt beispielsweise mit zunehmender Schlaflosigkeit, der Einnahme beruhigender Medikamente oder vermehrtem Alkoholkonsum an. Ein weiteres Anzeichen kann das vermehrte Auftreten aggressiver Gefühle gegen Patienten sein. Solche Symptome müssen als „Frühwarnsysteme" erkannt werden, die mir klarmachen, daß ohne Veränderung meiner Arbeitsweise ich mir selbst, meiner Umwelt bzw. meinen Patienten zur Last werde.

Ein wichtiger Ansatzpunkt ist die Identifizierung ständig wiederkehrender persönlich bedeutsamer Streßquellen (sog. daily hazzles; Enzmann und Kleiber 1989). Damit sind bestimmte Situationen gemeint, die einem permanent zur Last werden. Dazu gehört etwa die Begegnung mit bestimmten Personen, sei es Patienten, sei es Kollegen, die einem die sprichwörtlichen Bauchschmerzen verursachen. Bevor ich diese problematischen Situationen angehen oder auch ausweichen kann, muß ich sie kennen. Jeder Pflegedienstmitarbeiter muß immer wieder seine Tätigkeit und auch seine eigene Befindlichkeit dabei reflektieren. Einen zusätzlichen Blick auf Gesamtzusammenhänge zu werfen und sich mit Kollegen auszutauschen kann verhindern, daß strukturelle Probleme individualisiert werden (und umgekehrt). Wenn ich für mich selbst bei dieser Reflexionstätigkeit zwar meine Probleme erfassen, aber keine Auswege finden kann, muß ich mich damit anderen, gegebenenfalls auch Vorgesetzten, mitteilen, damit mir die Situation nicht aus dem Ruder gerät.

In Bereichen, in denen der Umgang mit Schwerst- und Terminalkranken zur täglichen Routine gehört, muß der adäquate Zugang zu diesen Patienten geschult werden (Schmeling & Kock 1984). Hierbei geht es primär um das Vermögen, sich in den Patienten hineinzuversetzen, seine Nöte und Ängste zu verstehen und mit den Abwehrmechanismen des Patienten umgehen zu können, also eine gewisse therapeutische Haltung einnehmen zu können. Im Rahmen solcher Maßnahmen sollte die Befindlichkeit der Pflegekraft im Umgang mit diesem schwierigen Problem nicht ausgeblendet werden.

Verbesserung organisatorischer Rahmenbedingungen

Die Verbesserung organisatorischer Rahmenbedingungen knüpft mehr oder weniger nahtlos an die vorstehenden Ausführungen an. Ein Ziel der organisatorischen Ansätze ist ebenfalls die Schaffung von besseren Problemlösefähigkeiten für einzelne Mitarbeiter wie für gesamte Stationsteams. Daneben geht es im folgenden um Überlegungen zur Reorganisation der Arbeitsabläufe mit dem Ziel, ein größtmögliches Maß an Patienten- und Mitarbeiterorientierung zu verwirklichen.

Viele der in Frage kommenden Veränderungsvorschläge decken sich mit denen aus der Burnout-Forschung. Hier wird die Aufmerksamkeit vorrangig auf die Gestaltung des Arbeitsplatzes sowie auf die Aufbau- und Ablauforganisation gelegt (Büssing 1992). Zu nennen sind etwa der Abbau von Zeitdruck, ein verbessertes Zeitmanagement, das freie Tage unantastbar läßt, die Einhaltung von Pausen und deren Freihaltung von Arbeitsinhalten (Enzmann & Kleiber 1989, Burisch 1994). Des weiteren können viele Anregungen zur Reorganisation im Krankenhaus und zur Entlastung des Pflegepersonals dem Sammelband von Pelikan, Demmer und Hurrelmann (1993) über Gesundheitsförderung im Krankenhaus entnommen werden. Im folgenden möchten wir auf zentrale Faktoren eingehen, die wir bei der Thematik der Gewalt- und Tötungsdelikte durch Pflegekräfte für besonders bedeutungsvoll halten.

Genauso kräftezehrend können unklare Strukturen und unklare Aufgabenzuschreibungen sein, wenn es in der Folge zu ständigen Konflikten und Kompetenzrangeleien kommt.

Auch auf der Organisationsebene gilt, daß mögliche Belastungsfaktoren geprüft und identifiziert werden müssen. Wir haben festgestellt, daß diese oft aus der zum Teil extrem hierarchischen Organisationsform resultieren. Genauso kräftezehrend können unklare Strukturen und unklare Aufgabenzuschreibungen sein, wenn es in der Folge zu ständigen Konflikten und Kompetenzrangeleien kommt. Damit zielen die folgenden Vorschläge nicht auf die Abschaffung formaler und gesetzlicher Notwendigkeiten der Hierarchisierung, sondern sie sollen vielmehr die Zusammenarbeit der unterschiedlichen Status- und Berufsgruppen stärken.

Ein probates Mittel zu verbesserten Problemlösemöglichkeiten und zu mehr Kooperation innerhalb und zwischen den Professionen erscheint uns die Supervision zu sein (Klapp 1985, Enzmann & Kleiber 1989, Burisch 1994). Supervision ist die regelmäßige Besprechung patienten- und stationsteambezogener Probleme unter Aufsicht eines speziell geschulten externen Psychotherapeuten. In psychiatrischen oder psychosomatischen Stationen und Kliniken ist die Supervision seit längerem bekannt und erfolgreich. Neuerdings wenden auch eher somatisch ausgerichtete Klinikbereiche diese Technik an. In der Supervision sollen die Teilnehmer eigene Handlungskompetenzen für problematische Situationen erlangen.

Idealerweise nehmen an Supervisionen alle ständigen Mitarbeiter einer Station teil. Hier besteht für jeden Mitarbeiter die Möglichkeit, „stressende" Situationen anzusprechen. Dies betrifft zum einen den Umgang mit Patienten, die dem Einzelnen oder der gesamten Station Kopfzerbrechen bereiten. So wäre hier etwa der Raum, sich über „schwierige" Patienten auszutauschen, unter Umständen auch diesbezüglich vorhandene Konflikte auszutragen und sich womöglich auf neue gemeinsame Strategien im Umgang mit Patienten und Konflikten zu verständigen.

Ein zweiter Ansatzpunkt für Supervisionen ist die Bearbeitung latenter oder offen zutage tretender Konflikte zwischen den Mitgliedern des Stationsteams selbst. Persönliche Animositäten, Kompetenzgerangel und Konkurrenz belasten viele Stationsteams. Supervision bietet die Chance, diese Konflikte auszusprechen und nach befriedigenden Lösungen zu suchen.

Drittens bieten Supervisionen den Raum, persönliche Schwierigkeiten und Überforderungen einzelner Mitarbeiter anzusprechen. Im Rahmen des Klinikalltags ist es weitestgehend unmöglich, solche Spezialsituationen zu thematisieren. Supervisionen bieten gewissermaßen einen Schonraum, um besonderen Problemkonstellationen gerecht zu werden. Viele der individuell belastenden Faktoren stammen aus dem privaten Bereich. Wer zu Hause beispielsweise durch Scheidung oder durch den Tod eines Angehörigen belastet ist, kann unter den schweren Bedingungen des Klinikalltags kaum noch die erwartete Leistung erbringen. Im Rahmen der Supervision kann nach Entlastungen durch die Kollegen und Mitarbeiter gesucht werden. Ebenso besteht die Chance, von den Kollegen auf mögliche Überforderungen hingewiesen zu werden, die einem selbst vielleicht noch gar nicht bewußt geworden sind.

Schließlich könnte die Supervision auch der Ort sein, an dem selbstkritisch über den Gebrauch der Sprache reflektiert wird. Eine dehumanisierende und depersonalisierende Benennung der Patienten ist oft auch der Ausdruck für einen inadäquaten Umgang mit den Patienten. Gerade auf Intensivstationen herrscht ein „rauher Ton", man ist schnell mit groben Scherzen und burschikosen Redewendungen bei der Hand (Klapp 1985). Was in diesen Bereichen kollektiver Usus ist, fanden wir bei vielen der Täter auch auf individueller Ebene. Um nicht mißverstanden zu werden: Der „derbe" Umgangston auf bestimmten Stationen heißt nicht, daß hier das Risiko für Gewalt- und Tötungsdelikte besonders hoch ist. Allerdings kann dies ein Klima bedeuten, in dem sich vorbelastete Persönlichkeiten möglicherweise nicht mehr von der „schiefen Bahn" der Dehumanisierung der Patienten lösen können. Wenn die Abwertung der Patienten üblich ist, dann fällt einem die persönliche Distanz zu einer solchen Sprachpraxis relativ schwer.

Wenngleich für Supervisionen der Grundsatz der freiwilligen Teilnahme besteht, sollte diese Form der Gespräche in keinem psychosozialen Arbeitsfeld mit hohem Belastungspotential mehr fehlen.

Wenngleich für Supervisionen der Grundsatz der freiwilligen Teilnahme besteht, sollte diese Form der Gespräche in keinem psychosozialen Arbeitsfeld mit hohem Belastungspotential mehr fehlen. Ihre Bedeutung für den Umgang mit persönlicher Überforderung ist evident. Selbst- oder fremdbeobachtete Streßsituationen und Überforderungen können thematisiert werden und als Problem reflektiert werden. Darüber hinaus verändern Supervisionen nach eigener Erfahrung der Autoren das jeweilige Stationsklima in der Regel sehr positiv und dies nachhaltig. Konflikte können angesprochen und zu einem vorläufigen Abschluß gebracht werden, und die weitere Zusammenarbeit ist durch ein besseres Verständnis und mehr Bereitschaft zur Kooperation gekennzeichnet.

Natürlich ist die Supervision kein „Allheilmittel", und die genannten Ziele können nur dann erreicht werden, wenn diese sowohl von den beteiligten Mitarbeitern als auch von Vorgesetzten gewünscht sind. Supervision stellt ein Instrument zur Entwicklung besserer Kooperation und Problemlösefähigkeiten dar. Parallel müssen andere Mittel für das gleiche Ziel genutzt werden. Hier sei zum Beispiel daran gedacht, welche Kommunikationskultur Vorgesetzte „vorleben".

Berufsgruppenübergreifende Qualitätszirkel sind ebenfalls ein Instrument zur Findung von Problemlösungen, allerdings mit anderem inhaltlichen Schwerpunkt. Im Rahmen des Qualitätsmanagements werden solche Zirkel seit kurzem in vielen Kliniken und Heimen etabliert. Hier geht es weniger um die Möglichkeit, individuell belastende Situation anzusprechen, sondern darum, nach neuen Lösungswegen für zumeist lange bestehende Organisationsprobleme zu suchen. Unter Moderation eines externen Beraters werden zielgerichtet Arbeits- und Organisationsabläufe analysiert und nach für alle Beteiligten befriedigenden Neuansätzen gefahndet. Umsetzungsversuche eines multiprofessionellen Qualitätsmanagements scheinen grundsätzlich geeignet zu sein, auch hinsichtlich der hier abzuhandelnden Problematik präventiv wirken zu können.

Wenn es darum geht, basale Organisationsänderungen selbst vorzunehmen, dann muß der Grundsatz lauten, dem einzelnen Mitarbeiter in Richtung Eigeninitiative und Partizipation mehr Handlungsspielräume zu geben. Mit Supervisionen und Qualitätszirkeln haben wir hierfür zwei Möglichkeiten beschrieben. Doch es sind nicht allein diese Foren, welche die Ausweitung der Mitwirkung erlauben. Zentral erscheint an dieser Stelle die immer wieder geforderte Abkehr von der Funktionspflege zu sein. Funktionspflege ist in der Regel relativ eng mit einer ausgeprägt formalen Hierarchie verschränkt, bei der die einzelnen Mitarbeiter aus der Hierarchie gesagt bekommen, was zu tun ist. Im Hinblick auf die Prävention von Gewalt- und Tötungsdelikten geht es in diesem Zusammenhang um die Vermeidung des Eindrucks, der oder die Letzte in der Befehlskette zu sein und bezüglich pflegerischer und therapeutischer Entscheidungen nicht mitwirken zu können.

Gegenüber der Funktionspflege erlauben Bereichs-, Zimmer-, Bezugspflege oder gar Primary Nursing eine erheblich größere Identifikation und eine selbstbestimmte Arbeitsform.

Gegenüber der Funktionspflege erlauben Bereichs-, Zimmer-, Bezugspflege oder gar Primary Nursing eine erheblich größere Identifikation mit der Aufgabe, und sie ermöglichen gleichzeitig eine selbstbestimmte Arbeitsform. Das Verhältnis zum Patienten, das Arbeitstempo oder die Arbeitsatmosphäre werden größtenteils von den verantwortlichen Mitarbeitern gestaltet. Natürlich sind mit dieser engeren Beziehung zum Patienten auch höhere Anforderungen an die Sozialkompetenz des Mitarbeiters und an seine persönliche Konflikt- und Problembewältigungsfähigkeit verbunden. Damit diese Anforderungen nicht zur Überforderung und in Richtung Burnout wirksam werden, müssen die Mitarbeiter bei Bedarf entsprechend geschult und begleitet werden.

Es ist die Aufgabe der Führungskräfte, sensibel gegenüber Belastungen der Arbeitssituation und inadäquaten Reaktionen der Pflegekräfte zu sein.

Den – insbesondere pflegerischen – Führungskräften (Stations- und Abteilungsleitungen) kommt darüber hinaus eine besondere Verantwortung im Umgang mit überforderten Mitarbeitern und möglichen Gewaltakten gegenüber Patienten zu. Zwei wesentliche Punkte sollen in diesem Zusammenhang erwähnt werden. Zum einen müssen die psychosozialen Bedürfnisse und Befindlichkeiten der Mitarbeiter erkannt werden und gegebenenfalls stärkere Berücksichtigung in der Organisation finden. Es ist die Aufgabe der Führungskräfte, sensibel gegenüber Belastungen der Arbeitssituation und inadäquaten Reaktionen der Pflegekräfte zu sein. Mit Sicherheit ist dabei in Einzelfällen auch zu prüfen, ob der jeweilige Mitarbeiter dem Anforderungsprofil seiner Einsatzstation gerecht wird und ob gegebenenfalls eine Umsetzung in einen anderen Bereich veranlaßt werden muß. Zweitens müssen Vermutungen in die Richtung von Gewalt- und Tötungsakten in der Abteilung genau geprüft werden. Hier sei noch einmal darauf hingewiesen, daß in den meisten der von uns angesprochenen Serientötungen viele Todesfälle hätten vermieden werden können, wenn den Verdachtsmomenten mehr Aufmerksamkeit gewidmet worden wäre.

Die psychosoziale Kompetenz der Stations- und Abteilungsleitungen muß zu diesem Zweck besonders gefördert werden. Die Ausbildungscurricula dieser Funktionen sehen den genannten Problembereich nur unzureichend vor. Ein berufsbegleitendes Qualifizierungsprogramm für Führungskräfte der mittleren Ebene könnte hier ansatzweise Abhilfe schaffen (Daniel et al. 1993). Die Verpflichtung zu regelmäßigen Fortbildungen auch im psychosozialen Bereich sollte selbstverständlich sein.

Grundlegende Veränderungen sind auch in der Klinikorganisation selbst angezeigt. Wir hatten gesehen, daß die Versorgung Schwerst- und Sterbenskranker bisher in den meisten Kliniken nur unzureichend gelöst wird. Die Bedürfnisse dieser Patienten werden in der Regel im Rahmen der Akutversorgung nur ungenügend berücksichtigt, und die unzureichenden Möglichkeiten, diesen Patienten gerecht zu werden, belasten schließlich auch die Pflegekräfte selbst. Die oftmals inadäquate Ausbildung, die an anderer Stelle schon angesprochen wurde, trägt das übrige zu dieser unerträglichen Situation bei.

In dieser Hinsicht erscheinen nun zwei Optionen denkbar. Die eine Möglichkeit sieht eine Trennung dieser Patienten von den akut zu versorgenden Menschen vor. Als Folge entstünden hospizähnliche Abteilungen in den Kliniken, den Pflegestationen in Altenheimen vergleichbar. Diese Abteilungen böten zum einen die Chance, die Abläufe auf die Bedürfnisse dieser schwerstkranken Patienten abzustimmen. Zum anderen könnte eigens motiviertes und belastbares Personal für diese Stationen gewonnen werden, das den besonders hohen Anforderungen standhalten könnte. Diese Mitarbeiter müssen natürlich die Möglichkeit haben, bei Bedarf in andere Bereiche zu wechseln, und sei es befristet.

Die zweite Option sieht unter Beibehaltung der gemischten Belegung von Akutpatienten und Schwerstkranken eine Stärkung der Betreuung der Schwerst- und Terminalkranken vor. Die Differenzierung könnte beispielsweise im Rahmen von Zimmer- und Bezugspflege vonstatten gehen. Vorteil dieser Organisation ist ein möglicher rascher Wechsel der Mitarbeiter zwischen Akut- und Schwerkrankenversorgung, um auf Belastungen schnell reagieren zu können. In beiden Fällen muß die Pflege- und Behandlungskompetenz für schwerst- und sterbenskranke Patienten gestärkt werden. Diese besondere Kompetenz sollte sich auch in den selbstgegebenen Leitlinien der Kliniken niederschlagen, die damit dem Umfeld, aber auch den eigenen Mitarbeitern die neuen Anforderungen deutlich machen könnten.

Wollte man die genannten Aspekte unter einer Überschrift zusammenfassen, so würde diese „Zielgerichteter Wandel" lauten. Die anstehenden Veränderungen in der Gesamtorganisation und in der Pflege umzusetzen, verlangt die Fähigkeit zur Improvisation und zur Kreativität bei Führungskräften. Für die Übernahme neuer oder veränderter Aufgaben bedarf es der fachlichen Beratung und des Einsatzes von „Expertenwissens“. Wie wäre es beispielsweise, eine Stelle für eine zusätzlich qualifizierte Fachpflegekraft zu schaffen, um den Stationen eine Art „Konsiliarpflegedienst“ anzubieten, der in schwierigen Pflegesituationen berät oder pflegerische Fallbesprechungen moderiert? Ist es vorstellbar, einen qualifizierten Mitarbeiter teilweise vom Stationsdienst freizustellen, zu schulen und mit besonderen Aufgaben zu betreuen? So könnte zum Beispiel eine fachliche Anleitung für die Umstellung von Funktions- zur Bezugspflege sichergestellt werden, und die Stationsteams wären mit dieser Aufgabe nicht völlig auf sich gestellt. Wir glauben, daß sich solche Schritte für viele Einrichtungen bezahlt machen, auch wenn dafür vorübergehend eine Pflegestelle „geopfert“ werden müßte.

Berufliche und berufspolitische Maßnahmen

Die Beschreibung der Situation der Pflegeberufe dürfte deutlich gemacht haben, welch hoher Professionalisierungbedarf sowohl hinsichtlich der Theorieentwicklung und der Forschung als auch der Berufspraxis besteht. Mit der Etablierung der Pflegestudiengänge wurde in der Bundesrepublik hierfür ein wesentlicher Schritt geleistet. Dies wird sich sicherlich im Laufe der Zeit in der Praxis bemerkbar machen. Der Akademisierung müssen jedoch weitere berufspolitische Initiativen folgen. Ein Instrument um die berufliche Eigenständigkeit auch politisch durchsetzten zu können, könnte die Bildung einer Pflegekammer sein, wie sie in den angelsächsischen Ländern seit Jahrzehnten üblich ist (Kellnhauser 1994). Ebenso brauchen die Berufsfachverbände mehr politisches Gewicht, wofür eine höhere Mitgliederzahl sicher hilfreich wäre. Überhaupt muß die Notwendigkeit zum berufspolitischen Engagement den meisten Pflegedienstmitarbeitern deutlicher bewußt werden.

Trotz vieler erfolgversprechender Tendenzen wird die Pflege noch sehr lange mit einer erheblichen Diskrepanz zwischen Anspruch und Wirklichkeit zu leben haben. Wir haben den Begriff der Schlüsselqualifikationen im Zusammenhang mit der Ausbildung erläutert. In der aktuellen Situation müßte man eigentlich eine weitere Schlüsselqualifikation hinzufügen, nämlich die Fähigkeit zum Aushalten konkurrierender Anforderungen, beispielsweise Qualität und Kosten in Einklang zu bringen. Ähnlich diffzil zu vereinbaren sind die Anforderungen der Patienten-Autonomie und des Schutzes vor Schaden bzw. die Fürsorgepflicht. Zudem klaffen Anspruch und Wirklichkeit noch sehr oft auseinander. Zur Anspruch-Wirklichkeits-Diskrepanz kommt die Distanz zwischen den hohen Anforderungen und dem schlechten Status. Solche Diskrepanzen müssen Pflegenden klar sein, und sie müssen sie aushalten können, damit sie nicht am Gefühl eigener Machtlosigkeit verzweifeln.

Trotz vieler erfolgversprechender Tendenzen wird die Pflege noch sehr lange mit einer erheblichen Diskrepanz zwischen Anspruch und Wirklichkeit zu leben haben.

Eher problemschaffend als problemlösend erscheint es uns, wenn sich die Pflege ständig selbst professionelle Mythen aufbaut, wie zum Beispiel die „Ganzheitlichkeit". Hiermit wird allein der Selbstüberforderung zugearbeitet. Offensichtlich macht es Schwierigkeiten, zu akzeptieren, daß die Erstellung einer allumfassenden Theorie, die gleichzeitig die praktische Berufsrealität grundlegend gestaltet, nicht möglich sein wird. Statt dessen braucht die Pflege klare Grenzbeschreibungen. Generell bedarf es mehr Klarheit: Einer klareren Sprache, einer klaren Aufgabenbeschreibung, der klaren und nachvollziehbaren Benennung von Handlungsbedingungen sowie einer Beschreibung von realisierbaren Zielen. Die Pflegewissenschaft ist aufgerufen, exakte und handhabbare Definitionen zu formulieren.

Eine Möglichkeit, die Pflegetätigkeit zu definieren, sind Pflegemodelle. Zur Zeit werden sehr viele Pflegemodelle aus anglo-amerikanischen Ländern ins Deutsche übersetzt, aber deren Umsetztbarkeit ist hier wegen der kulturellen und strukturellen Unterschiede der Länder nur bedingt möglich. Auf der Klinik- und Heimebene muß das Prinzip der Klarheit gelten, wenn diese den Mitarbeitern Orientierung geben sollen

– und das beinhaltet Konkretisierbarkeit und Realisierbarkeit, z.B. für die Beschreibung von Pflegekonzepten oder Pflegeleitbildern gelten. Wir glauben auch, daß die gezielte Anwendung eines geeigneten, gegebenenfalls modifizierten Pflegemodells der Praxis einen klaren Handlungsrahmen vorgibt. So scheint uns beispielsweise das Selbstpflegemodell von Dorothea Orem (deutsche Übersetzung: Cavanagh 1995) für viele Langzeitpflegesituationen gut adaptierbar zu sein. Orem macht über ihre Beschreibung von Selbstpflegeerfordernissen, Selbstpflegekompetenzen und Selbstpflegedefizite, die u.a. über Checklisten zu erheben sind, klare Aussagen, wann, wie lange und bei wem professionelle Pflege notwendig ist.

Für den gesamten Themenkomplex der „Gefühlsarbeit" in der Pflege gelten in der Praxis zunächst einmal die Prinzipien der Enttabuisierung und der (professionell begleiteten) Reflexion. Von der Wissenschaft ist zu erhoffen, daß sich gerade für diese Bereiche starke Forschungsinteressen entwickeln werden, damit für Pflegende regelgeleitete und systematische Bewältigungsformen entwickelt werden. Das gleiche gilt für den Umgang mit Dilemmasituationen, die aus den erwähnten paradoxen Anforderungen entstehen.

Die Forderungen an die Pflege lassen sich also unter den Stichpunkten Professionalisierung und damit auch Klärung und Konkretisierung des beruflichen Selbstanspruches sowie Reflexion der Berufspraxis subsummieren. Wir möchten dies am Kernmerkmal der Pflegetätigkeit, der Beziehung zum Patienten, noch einmal verdeutlichen. Die Pflegekraft soll sich dem Kranken umfassend, ganzheitlich und liebevoll zuwenden. Warme, freundliche und mitfühlende Zuneigung sowie persönliches Engagement wird auch – ausgesprochen oder unausgesprochen – erwartet. Die Pflegekraft soll dem Patienten menschlich voll gerecht werden und ihm demzufolge „von Mensch zu Mensch" begegnen.

In seinem Artikel „Die Grenzen der Liebesethik" beschreibt Strasser (1993/94), daß genau eine solche Haltung unmenschlich ist, weil sie menschlich nicht realisierbar ist (ganz abgesehen davon, daß sich Gefühle schlecht anordnen lassen). Ein solch persönliches Engagement ruft eine

Emotionalisierung hervor, in deren Rahmen nicht nur freundliche, sondern auch häufig destruktive Gefühle frei werden. Begegne ich dem Patienten auf professioneller oder instrumenteller Ebene, statt auf der persönlichen, so wird meine Beziehung zu ihm nicht so sehr von Sympathie oder Antipathie abhängen. Und mich schützt meine Berufsrolle davor, auf Angriffe, die nicht mir als Mensch, sondern mir in meiner Eigenschaft als professionelle Pflegeperson gelten, zu emotional zu reagieren. Ebenso bietet sie mir einen Schutz davor, mich innerlich zu sehr vom Leiden oder vom Verfall des Patienten beeinträchtigen zu lassen. Bei gewaltausübenden Pflegekräften hat dieser Rollenschutz versagt. Hier sei noch einmal angemerkt, daß bei einigen tötenden Pflegekräften im psychiatrischen Gutachten ein „identifikatorischer Grenzverlust" diagnostiziert wurde.

Natürlich ist ein grundsätzliches Interesse für Menschen eine Berufsvoraussetzung der Pflege. Doch sollte die Pflege auch deutlich machen, daß dieses Interesse jederzeit und jedem gegenüber nicht leistbar ist.

Natürlich ist ein grundsätzliches Interesse für Menschen eine Berufsvoraussetzung der Pflege. Doch sollte die Pflege auch deutlich machen, daß dieses Interesse jederzeit und jedem gegenüber nicht leistbar ist. Strasser fordert für die Pflege-Patient-Beziehung eine Fürsorgekultur auf der Basis nicht-aggressiver Distanzbewahrung und argumentiert, daß diese das Optimum dessen ist, was routinemäßig möglich ist. Der Patient hat Anrecht auf menschenwürdige Betreuung, das heißt medizinisch korrekte Behandlung und eine die Selbstachtung schonende Pflege. Eine quasi-familiäre Zuneigung im Krankenhaus läßt sich vertraglich nicht festschreiben. Wenn sich in Ausnahmefällen eine warme und empathische Zuneigung ergibt, ist dies ein Geschenk.

Wir hoffen, mit diesen knappen Bemerkungen eine Richtung für die Vorbeugung von Gewalt- und Tötungsdelikten an Patienten aufgezeigt zu haben. Der Aufbau von Bewältigungsmustern, die notwendigen organisatorischen Veränderungen sowie die Grundsätze des Pflegeberufes lassen eine Perspektive erkennen, in der die Pflegetätigkeit professionell und zugleich menschlich gegenüber den Patienten und gegenüber den Pflegenden selbst erscheint. In dieser Verbindung von Professionalität und Menschlichkeit liegt für uns der Schlüssel für die Zukunft des Pflegeberufes.

Literatur

Badura, Bernhard: Gesundheitsförderung durch Arbeits- und Organisationsgestaltung – Die Sicht des Gesundheitswissenschaftlers. In: Pelikan, Jürgen M., Hildegard Demmer, Klaus Hurrelmann (Hrsg.): Gesundheitsförderung durch Organisationsentwicklung. Konzepte, Strategien und Projekte für Betriebe, Krankenhäuser und Schulen. Weinheim/München: Juventa 1993, S. 21-33.

Beine, Karl-H.: Krankentötungen in Kliniken und Heimen und die Einstellung der Mitarbeiter in den Gesundheitsberufen zur Aktiven Sterbehilfe. Habilitationsschrift, Medizinische Fakultät, Universität Witten/Herdecke 1996.

Brinkmann, Ralf D.: Personalpflege: Gesundheit, Wohlbefinden und Arbeitszufriedenheit als strategische Größen im Personalmanagement. Heidelberg: Sauer 1993.

Burisch, Matthias: Das Burnout-Syndrom. Theorie der inneren Erschöpfung. 2. Auflage, Berlin: Springer 1994.

Cavanagh, Stephan J.: Pflege nach Orem. Freiburg: Lambertus 1995.

Daniel, Elisabeth, Vera Ettmüller, Hubert Lobnig, Peter Nowak, Viktor Stellamor: Gesundheitsförderung als Strategie für Pflegereform und Stationsorganisation – Beispiele aus dem Wiener WHO-Modellprojekt „Gesundheit und Krankenhaus". In: Pelikan, Jürgen M., Hildegard Demmer, Klaus Hurrelmann (Hrsg.): Gesundheitsförderung durch Organisationsentwicklung. Konzepte, Strategien und Projekte für Betriebe, Krankenhäuser und Schulen. Weinheim/München: Juventa 1993, S. 223-240.

Enzmann, J. und D. Kleiber: Das Burnout-Syndrom. Heidelberg: Asanger 1989.

Kellnhauser, Edith: Krankenpflegekammern und Professionalisierung der Pflege. Ein internationaler Vergleich mit Prüfung der Übertragbarkeit auf die Bundesrepublik Deutschland. Melsungen: Bibliomed 1994.

Klapp, Burghard F.: Psychosoziale Intensivmedizin. Untersuchungen zum Spannungsfeld von medizinischer Technologie und Heilkunde. Berlin: Springer 1985.

Pelikan, Jürgen M., Hildegard Demmer, Klaus Hurrelmann (Hrsg.): Gesundheitsförderung durch Organisationsentwicklung. Konzepte, Strategien und Projekte für Betriebe, Krankenhäuser und Schulen. Weinheim/München: Juventa 1993.

Schmeling, Christoph und Uwe Kock: Betreuung von Schwer- und Todkranken – Möglichkeiten und Grenzen der Ausbildung von Krankenhauspersonal. In: Howe, J., und R. Ochsmann (Hrsg.): Tod – Sterben – Trauer. Bericht über die 1. Tagung zur Thanato-Psychologie 1982 in Vechta. Frankfurt/M.: Fachbuchhandlung Psychologie 1984, S. 101-112.

Strasser, Peter: Die Grenzen der Liebesethik. Teil I in: PFLEGE AKTUELL, Band 47 (1993), S. 727-729. Teil II in: PFLEGE AKTUELL, Band 48 (1994), S. 29-35.

Udris, Ivar, Ueli Kraft, Carin Mussmann und Martin Rimann: Arbeiten, gesund sein und gesund bleiben: Theoretische Überlegungen zu einem Ressourcenkonzept. Psychosozial, Band 15 (1992), Heft 52, S. 9-22.

Wieland-Eckelmann, Rainer: Gesundheitsförderliche Arbeit oder gesundheitsförderliche Persönlichkeit: Ein geklärtes Verhältnis? Psychosozial, Band 15 (1992), H. 52, S. 51-60.

„In dieser Verbindung von Professionalität und Menschlichkeit liegt für uns der Schlüssel für die Zukunft des Pflegeberufs"